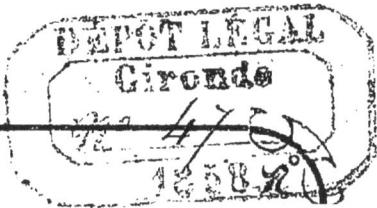
DU TRAITEMENT

ET DE LA GUÉRISON

de quelques

MALADIES CHRONIQUES

AU MOYEN

DU SOMNAMBULISME MAGNÉTIQUE

et à propos

de MM. Calixte RENAUD, de Bordeaux.
et ALEXIS. de Paris :

PAR CÉLESTIN GRAGNON.

BORDEAUX

FERET FILS. LIBRAIRE.
15, fossés de l'Intendance.

1859

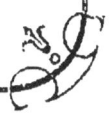

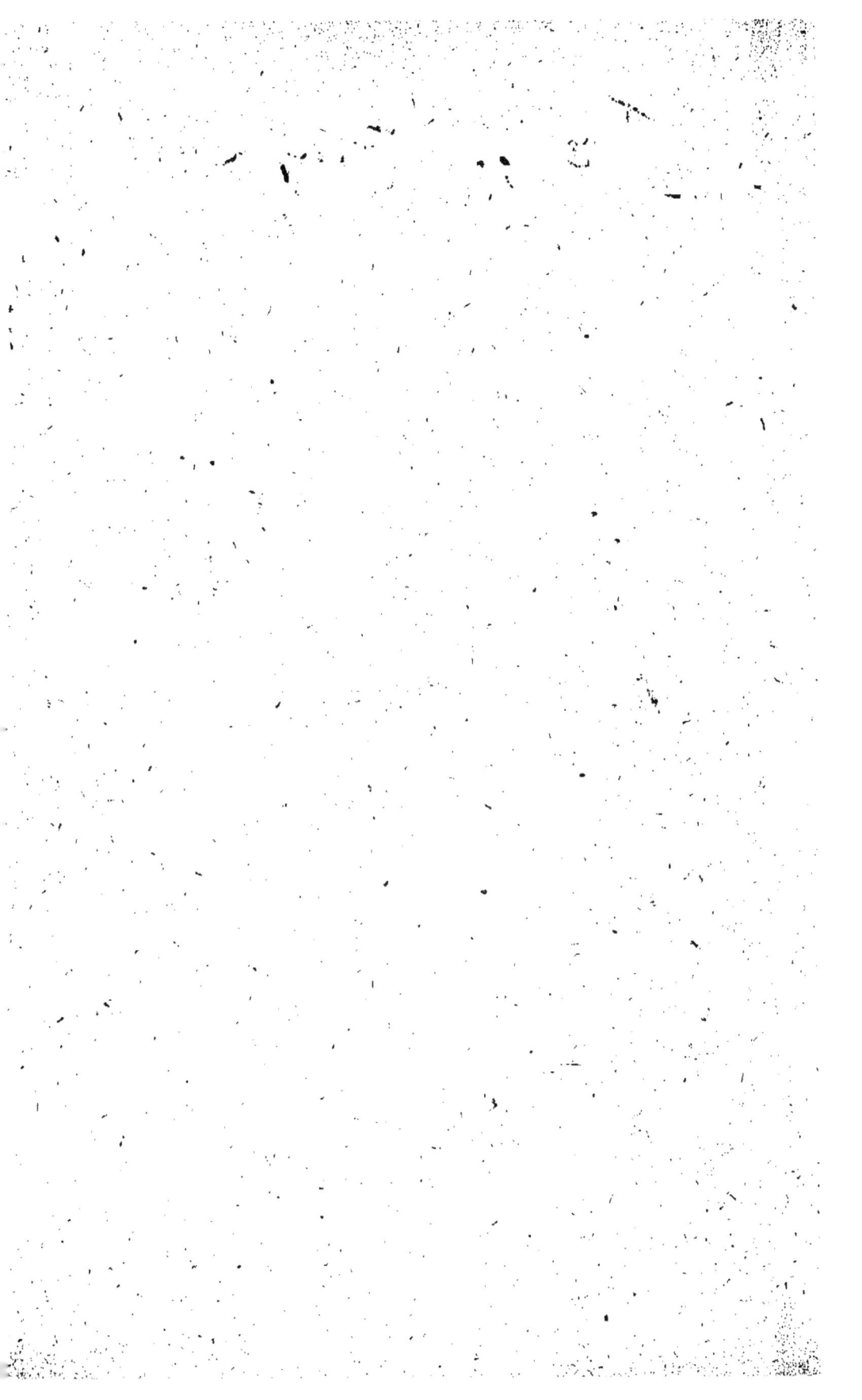

DU TRAITEMENT ET DE LA GUÉRISON

DE QUELQUES

MALADIES CHRONIQUES

au moyen

DU SOMNAMBULISME MAGNÉTIQUE

1

DU TRAITÉMENT

ET DE LA GUÉRISON

de quelques

MALADIES CHRONIQUES

AU MOYEN

DU SOMNAMBULISME MAGNÉTIQUE

et à propos

de MM. Calixte RENAUD, de Bordeaux,

et ALEXIS, de Paris ;

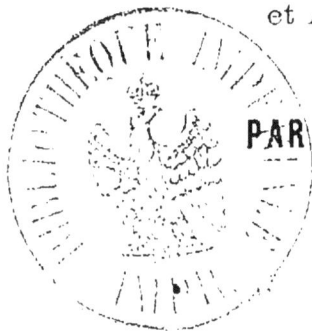

PAR CÉLESTIN GRAGNON.

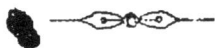

BORDEAUX

IMPRIMERIE G. GOUNOUILHOU,

place Puy-Paulin, 1.

1859

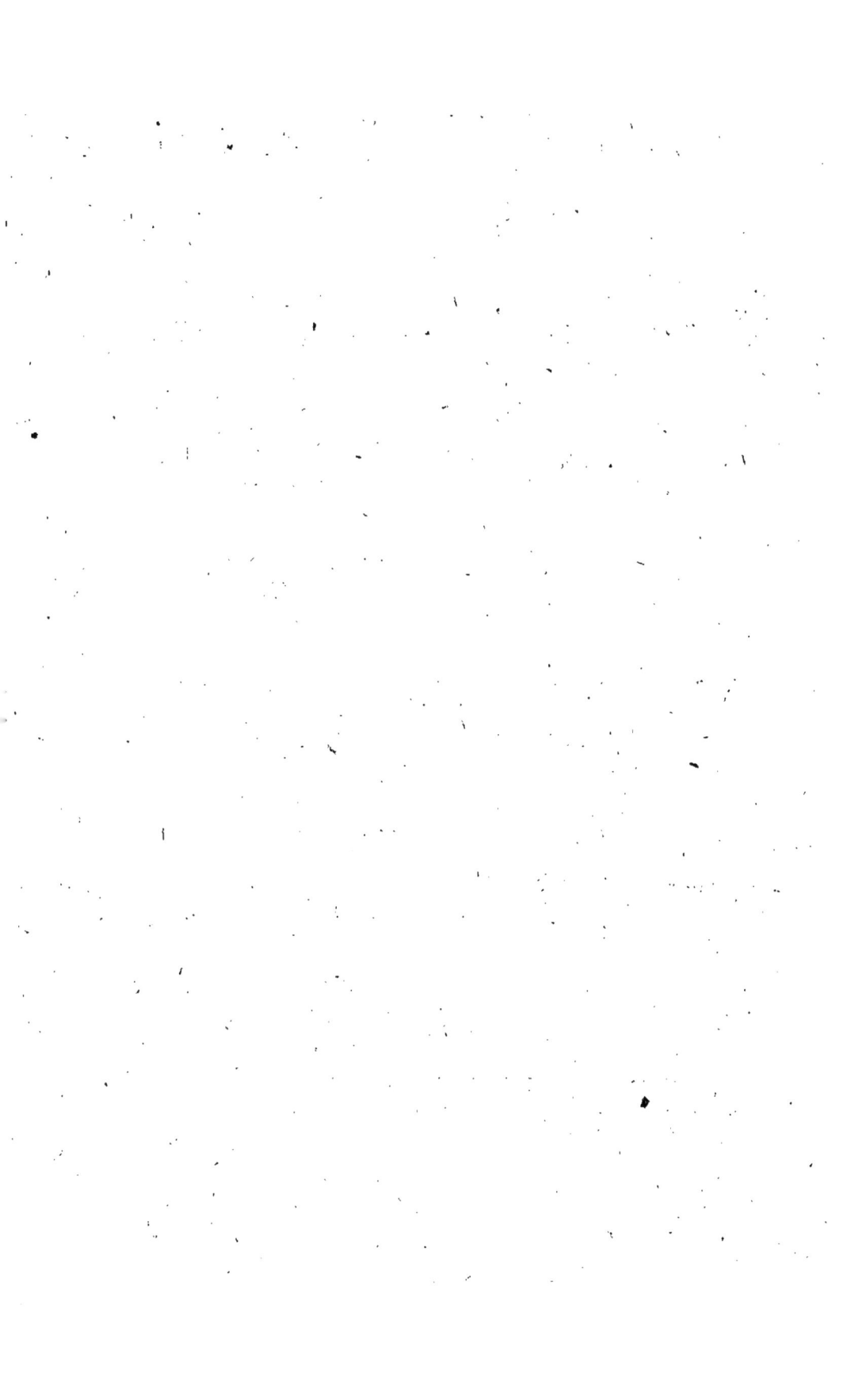

DU TRAITEMENT ET DE LA GUÉRISON

DE QUELQUES

MALADIES CHRONIQUES

au moyen

DU SOMNAMBULISME MAGNÉTIQUE.

PREMIÈRE LETTRE.

Monsieur,

Vous me manifestez depuis longtemps le désir d'être initié à quelques-uns des phénomènes du somnambulisme magnétique; je me rends à vos instances, en vous suppliant de me pardonner le retard apporté à ma réponse, qu'il n'a pas dépendu de moi d'abréger.

On a beaucoup disserté, Monsieur, pour et contre le somnambulisme magnétique, et

1.

on a eu tort. La lucidité somnambulique est un fait; il y aurait folie à la contester. L'incrédulité et le sarcasme n'y peuvent rien. Des épreuves sérieuses et authentiques auxquelles le magnétisme a été soumis dans ces derniers temps par les corps savants, et même dans les régions officielles, il est ressorti cette grande vérité, à savoir : que le don de seconde vue doit être pleinement démontré aujourd'hui pour tous les esprits de bonne foi, que n'égarent pas des préventions irréfléchies, les calculs de l'égoïsme ou de l'intérêt personnel, et surtout la volonté bien arrêtée de fermer les yeux à la vérité et à la lumière. Est-ce qu'un homme qui ne le posséderait pas pourrait me dire, — même éveillé, éveillé surtout, — à qui appartiennent les cheveux que je mets entre ses mains, et si la personne à laquelle ils appartiennent, à qui on les a coupés, et qu'il lui est impossible de nommer, la lucidité n'allant pas jusqu'à faire reconnaître le nom du consultant au magnétisé, est grande ou petite, jeune ou vieille, robuste ou frêle, malade ou en bonne santé? Non assurément. Et si, poursuivant

le cours de mes expériences pour arriver à
la découverte de la vérité, je prie un somnambule de se transporter chez moi, chez
moi où il n'est jamais allé, et que ce dernier,
— ignorant de quel côté est ma demeure, —
s'y transporte néanmoins instantanément par
la pensée, et m'en fasse une description
exacte, en me désignant le lieu où ma maison est située, les meubles qui sont dans ma
chambre, la position qu'ils y occupent, le
nombre de mes domestiques, il faudra bien
reconnaître dans un pareil fait quelque chose
d'extraordinaire et d'anormal, et ce quelque
chose d'extraordinaire et d'anormal est tout
simplement le somnambulisme magnétique
et la manifestation de la lucidité.

Oui, Monsieur, le somnambulisme magnétique est un fait, un fait patent, avéré, indis-
cutable, dont il est impossible aujourd'hui,
même aux esprits les plus prévenus, de contester l'existence. Il ne s'agit pas ici, en effet, de procéder par des inductions à perte de
vue, des raisonnements prétentieux, des suppositions ou des conjectures plus ou moins
vraisemblables, plus ou moins probantes; tout

est évident et palpable. Voici un malade qui souffre d'une maladie du cœur; les médecins ont diagnostiqué à plusieurs reprises l'affection; il n'y a pas à en douter ni à s'y méprendre. On indique au malade un somnambule : dans la crainte d'être dupe d'une odieuse jonglerie, ce malade n'ira pas lui-même au somnambule, il y enverra un de ses amis. Cet ami, — cela va sans dire, — sera muni de ce qu'on appelle un rapport, c'est-à-dire d'un objet ayant été porté par le malade et ayant été en contact avec son enveloppe cutanée. Arrivé au somnambule, et le rapport magnétique établi, il placera cet objet entre ses mains, sans rien lui faire pressentir, ni avant ni pendant son sommeil, du motif de la consultation. Vous m'objecterez peut-être que le somnambule sait fort bien qu'on vient pour le consulter; mais cet argument, en apparence spécieux, perd évidemment toute sa valeur si je vous fais observer que le nombre des personnes qui réclament de la lucidité somnambulique des renseignements sur la position de fortune d'un parent ou d'un ami depuis longtemps éloigné d'elles, et dont elles n'ont pas reçu de nouvelles, ou qui se laissent simplement entraîner par un sentiment de curiosité, est au moins aussi grand que celui des personnes qui vont prendre des consultations pour des malades. Et, d'ailleurs, quelle objection valable pourrez-vous me faire, si, — en admettant que vous consultiez pour un malade, — le somnambule vous dépeint avec exactitude les symptômes de la maladie, les causes qui lui ont donné naissance, les remèdes qui lui ont été opposés, l'état des fonctions des principaux organes de l'économie, l'embonpoint ou la maigreur du consultant? A coup sûr, vous serez émerveillé d'une telle lucidité; vous crierez au miracle, au phénomène, à la magie, que sais-je? Et cependant, cela se voit tous les jours, ici, ailleurs, à côté et loin de vous, partout !

Et, certes, je ne veux pas prétendre par là que le somnambulisme magnétique est propre à guérir tous les maux; Dieu m'en garde! Non, je prends le somnambulisme tel qu'il est, avec ses petites imperfections et ses défaillances, inhérentes en quelque sorte

à sa nature, essentiellement variable et anor-
male. Je ne veux pas même rechercher le
parti qu'on pourrait tirer de son application
au diagnostic et au traitement des maladies ;
ce que je veux dire et démontrer, par exemple, c'est que les somnambules ont ce qu'on
appelle le don de seconde vue, lequel ne me
paraît être que le résultat du développement
excessif, et en quelque sorte exagéré par une
sensibilité intuitive merveilleuse, des facultés
de prévision et d'intuition ; c'est qu'il suffit
de placer entre leurs mains un objet ayant
été porté par telle ou telle personne, pour
qu'ils se représentent aussitôt cette personne
en chair et en os, telle qu'elle est réellement
et physiquement, et qu'ils puissent nous en
retracer les traits, fût-elle à une distance de
mille lieues ; c'est qu'à la simple pression,
au simple contact des doigts d'une jeune
fille ou d'un jeune homme, ils peuvent, le
rapport de l'absent aidant, affirmer si le consultant ou la consultante est aimée. Que les
incrédules tentent l'expérience pour se convaincre de la vérité ! Autre chose encore :
mettez entre les mains d'un somnambule un

objet ayant été porté par une personne morte récemment, ou même depuis longtemps ; demandez-lui où est cette personne : vous verrez son visage se contracter, et un mouvement instinctif de répulsion ou d'effroi vous révéler l'impression désagréable qu'il éprouve. Et c'est ainsi, par hasard, sans y penser, sans en avoir le moindre pressentiment, qu'on apprend souvent la triste fin d'une personne aimée sur une terre étrangère.

Qu'on n'aille pas crier au miracle, cependant. Il n'y en a pas l'ombre dans tous ces éclairs d'une lucidité merveilleuse, qui bouleverse notre raison. Tout cela, à mon avis, est même si naturel et si simple, au milieu des splendides rayonnements de la clairvoyance magnétique, qu'on ne peut, quand on a été témoin de mille faits plus surprenants, y trouver matière à admiration. Le domaine de la science est si vaste, si varié, si fertile ! Il n'a pas encore été sérieusement exploré, et qui sait les trésors de moissons nouvelles, de richesses inconnues qu'il renferme dans son sein ! Et puis, pourquoi ne l'avouerions-nous pas, le somnambule a un élément pour se diriger dans ses recherches, cet élément, c'est le rapport imprégné de la sueur, du fluide, de l'agent magnétogène du consultant; car non-seulement il touche, il palpe, il déploie les objets devant lui, mais il les sent, il les flaire, pour ainsi parler, comme pour en respirer des émanations insaisissables à nos sens. Du moment où le rapport est entre ses mains, il se dépouille en quelque sorte de son individualité, il se transforme, il se fait le consultant lui-même, vivant momentanément de sa vie, souffrant de ses maux, s'identifiant, en un mot, tellement avec son être physique et moral, avec ses douleurs et ses préoccupations, ses angoisses ou ses espérances, que ses impressions, au moins ses impressions fortes, ne peuvent lui échapper, et qu'il les ressent à l'instant même. Comment expliquer autrement les phénomènes si variés, si complexes du somnambulisme, en ce qui touche, par exemple, la possibilité pour le sujet de lire dans la pensée d'autrui, puissance mystérieuse qui étonne, mais qui n'est que le résultat de cette identification, de cette absorp-

tion de l'être moral du consultant par le
magnétisé?

Voici, du reste, un fait d'un autre genre
qui me paraît démontrer surabondamment
la réalité de l'imprégnation magnétique :
J'ai endormi un somnambule; une fois endormi, je le laisse livré à son sommeil factice, qui n'est peut-être qu'une forme exta-
tique, inconnue, de la veille; je passe dans
une chambre à côté à son insu; là, je me
pince l'épiderme avec force, de manière à me
faire mal, et la preuve que cette douleur est
ressentie par le sujet, c'est qu'il crie aussitôt :
Aïe! aïe! aïe! Je sais que vous pouvez m'ob-
jecter que le somnambule et le magnétiseur
peuvent s'entendre, que tout a pu être con-
certé d'avance entre eux; mais j'ai une réponse victorieuse à faire à une pareille objection; la voici : magnétisez vous-même le
sujet. Vous ne mettrez pas en doute votre
bonne foi, comme vous faites de la mienne;
et comme, après tout, le résultat sera, j'en
suis sûr, parfaitement identique, quelles que
soient les expériences auxquelles vous vous
livrerez, il en résultera aussi que vous vous

convaincrez plus facilement de la réalité des phénomènes magnétiques et de la manifestation de la lucidité. Or, sachez-le bien, tout le monde peut magnétiser, vous, moi, le premier venu. Rien de plus décisif et de plus concluant dans l'espèce, comme dirait un avocat! Sous l'influence de votre volonté fortement tendue vers un but déterminé, celui d'amener promptement le sommeil magnétique, les sens du sujet ne tarderont pas, si du moins vous avez affaire à un excellent sujet, ce qui est rare, à acquérir une délicatesse, une étendue, une finesse de perception dont vous ne sauriez avoir l'idée si vous n'avez jamais été mis à même d'apprécier les diverses modalités de l'âme qui peuvent se manifester chez les personnes aptes à absorber le fluide humain et à ressentir énergiquement les effets de la pénétration magnétique.

Il est une autre expérience, Monsieur, tout aussi décisive que les précédentes, que je vous conseille de tenter; en cas de succès, ce qui n'est guère douteux, à moins que le sujet que vous aurez à votre disposition ne soit pas suffisamment affectible, elle vous rendra témoin d'un des phénomènes les plus importants du magnétisme. Vous connaissez l'odeur de l'ammoniaque? Elle est telle, qu'il est impossible de la supporter, même en passant, sans en être sérieusement incommodé. Eh bien ! si le disciple de Mesmer a la volonté énergique de paralyser le sens de l'odorat chez le sujet, ce dernier pourra respirer impunément, aussi longtemps que cette volonté fortement tendue le commandera, un flacon d'alcali volatil préalablement débouché. Seulement, il faut en pareil cas une force de volonté peu commune, une énergie proportionnée au phénomène dont on veut provoquer l'apparition. On peut aussi, par le même procédé, frapper spontanément le nerf auditif de paralysie et obtenir momentanément l'abolition complète du sens de l'ouïe chez le magnétisé.

L'expérience que je viens de vous indiquer n'est-elle pas de votre goût? Ne vous a-t-elle pas suffisamment convaincu? Conservez-vous encore quelques doutes? Dans ce cas, il faut demander à la lucidité somnambulique des preuves nouvelles, irréfragables de son existence, car je veux absolument vous convaincre. En pareille matière, il faut être convaincu complétement, ou ne pas l'être du tout. Voici ce que je propose de faire : Allez au milieu d'un bois, suivez-en tous les détours, tous les fourrés les plus épais, tous les labyrinthes ; pénétrez au milieu des broussailles, des ronces groupées autour des arbres, des monticules de feuillages, des amas de branches sèches ; perdez-y ou laissez-y tomber, dans l'endroit le plus caché, une pièce de cinq francs ou tout autre objet plus ou moins précieux. Cela fait, allez trouver un somnambule, dites-lui que vous avez perdu une pièce de cinq francs, et que vous venez le prier de vous indiquer le lieu où ces cinq francs ont été perdus et les moyens de les retrouver. Mettez préalablement votre main dans l'une des siennes, cela est toujours entendu. Nul doute qu'il vous indiquera aussitôt l'endroit précis du bois où vous aurez laissé tomber votre écu, à moins toutefois qu'il s'aperçoive du tour qu'on veut lui jouer, et qu'il ne veuille pas être dupe de la supercherie ; mais alors l'expérience n'en serait que plus concluante, puisque, — au lieu de vous fournir des renseignements sur votre pièce de cinq francs, — il vous demanderait pourquoi vous l'avez laissé tomber exprès, et pourquoi, sachant où elle est, puisque tout cela est une épreuve que vous voulez faire subir à sa lucidité, vous n'allez pas la chercher sans avoir recours à lui, qui est moins bien informé que vous sur la comédie que vous voulez jouer, et sur le lieu où elle se trouve. Dans le premier cas, il apercevrait simplement un objet matériel; dans le second, il lirait dans votre pensée, ce qui serait bien plus surprenant.

Faites mieux encore, Monsieur : rencontrez au milieu d'un chemin dix personnes de votre connaissance, dix amis par exemple; pressez-en UN chaleureusement sur votre cœur, et apportez le lendemain une mèche de cheveux de chacune de ces dix personnes à un excellent sujet; il précisera lequel de vos amis vous avez si énergiquement étreint dans vos bras, et vous dépeindra, au besoin, ses traits, la couleur de ses cheveux, son teint, sa taille, le son de sa voix. Que diable

2.

pouvez-vous désirer de plus en fait de lucidité ?

Mais ce n'est pas tout, il s'en faut. Supposons, si vous le voulez bien, autre chose encore ; les suppositions de ce genre coûtent si peu, qu'il ne vaut vraiment pas la peine de s'en passer! Vous avez un ami malade ; sa famille désolée, à bout d'espérances, vous charge de consulter en dernier ressort un somnambule, et écrit sur une feuille de papier les questions qu'elle désire que vous lui adressiez. Selon toutes les probabilités, à moins qu'il soit dans un jour d'abattement et de défaillance, le crisiaque, comme l'appelle avec assez peu de justesse M. Ricard, ne vous donnera pas le temps de le questionner, et répondra aux questions que vous êtes chargé de lui faire, non-seulement avant que vous les formuliez, mais avant même que vous ayez déplié ce que j'appellerai le *questionnaire*. Dans ce cas, telle est du moins ma conviction, il n'aura pas lu *entièrement l'écrit,* il ne l'aura pas parcouru d'un bout à l'autre, car on ne trouverait pas de somnambule qui consentirait à lire au-delà de

quelques lignes, tellement est grande leur
irritabilité nerveuse, leur impressionnabilité,
qui ne leur permettrait pas une contention
d'esprit trop prolongée sur le même sujet;
mais il en aura saisi l'ensemble, pénétré le
sens; et, procédant du connu à l'inconnu, il
aura pu, avec les admirables ressources de
ses facultés de perception et d'intuition, ré-
soudre les questions que vous aviez à lui
soumettre avant même que vous en ayez
conçu la pensée. D'ailleurs, les principes
morbifiques qu'il absorbe chaque jour le
rendent de plus en plus impressionnable, et
il ne serait pas prudent à un magnétiseur
d'exiger de son magnétisé des efforts de lucidité capables de rompre l'équilibre de sa
santé et de l'exposer peut-être à des dangers,
difficiles à conjurer en pareil cas.

Endormez un somnambule, tamponnez ses
yeux d'ouate, couvrez son chef d'un mouchoir descendant jusqu'au menton, appli-
quez des bourrelets de coton cardé entre le
mouchoir et la partie inférieure du visage,
aux ailes du nez, sous les pommettes; com-
primez le tout en serrant le mouchoir assez

fortement derrière la tête. — Êtes-vous bien
sûr qu'il n'y verra pas maintenant? Il est si
facile à un rayon lumineux de se glisser jusqu'à l'appareil de la vision, qu'on ne saurait
prendre des précautions trop minutieuses!
N'importe, vous êtes rassuré à présent, n'est-il
pas vrai? Des yeux corporels ne peuvent percer tant d'obstacles, et si le somnambule y
voit, ce sera, à coup sûr, avec les yeux de
l'intelligence et non avec les yeux de son
corps. C'est bien. Placez maintenant une
carte sur la cavité de son cœur, et dites-lui
de vous indiquer quelle est cette carte : il a
nommé l'*as de trèfle ;* n'est-ce pas, en effet,
l'as de trèfle que vous aviez placé sur la ré-
gion précordiale, un peu au-dessous de son
cœur? Ah! diable, votre incrédulité prend la
clé des champs; voilà que vous êtes déjà
presque un croyant. Eh bien! faites mieux
encore, priez-le de vous lire deux ou trois
lignes dans un journal ou dans un livre que
vous choisirez; vous êtes prêt, n'est-ce pas?
Mettez le livre ouvert devant ses yeux; mais
les vôtres s'ouvrent déjà comme des portes
cochères! Il a lu, parfaitement lu. Il ne vous

reste plus qu'à faire une partie d'écarté avec lui; c'est, du reste, un joueur habile; voyez plutôt : il nomme les cartes au fur et à mesure que vous les posez sur la table sans les retourner. Avouez que c'est un peu fort, et qu'il ne ferait pas bon, si les enjeux étaient considérables, faire plusieurs parties d'écarté avec un joueur de cette trempe!

Vous n'êtes pas, Monsieur, sans avoir entendu parler d'un éminent professeur à la Faculté de Paris, M. Rostan, qui a publié un remarquable traité d'hygiène qui devrait être dans toutes les bibliothèques, même dans les bibliothèques non médicales. Dans la première édition de son ouvrage, l'auteur avait consacré un certain nombre de pages à la question alors encore controversée du magnétisme. Depuis, il a publié une autre édition de son œuvre, et il a supprimé dans cette édition tout ce qui avait trait à la question qui nous occupe, sans doute pour complaire à quelques-uns de ses confrères, ennemis du magnétisme; mais ses premières appréciations subsistent toujours; elles n'ont rien perdu de leur autorité par son silence rétrospectif; car elles s'appuyaient sur des faits, et un homme comme M. Rostan n'aurait pas affirmé l'existence de faits dont il n'aurait pas été témoin personnellement et qui ne se seraient pas passés sous ses yeux. Il suffit, d'ailleurs, de le lire pour s'en convaincre ; écoutez plutôt ; je transcris textuellement :

« Voici une expérience que j'ai fréquem-
» ment répétée, mais qu'enfin j'ai dû inter-
» rompre parce qu'elle fatiguait prodigieuse-
» ment ma somnambule, qui me dit que si
» je continuais, elle deviendrait folle. Cette
» expérience a été faite en présence de mon
» collègue et ami M. Ferrus, que je crois
» devoir nommer ici, parce que son témoi-
» gnage ne peut qu'être du plus grand poids.
» Je pris ma montre, que je plaçai à trois ou
» quatre pouces derrière l'occiput. Je de-
» mandai à la somnambule si elle voyait quel-
» que chose. — « Certainement, je vois quel-
» que chose qui brille ; ça me fait mal. » —
» Sa physionomie exprimait la douleur ; la
» nôtre devait exprimer l'étonnement. Nous
» nous regardâmes, et M. Ferrus, rompant le
» silence, me dit que puisqu'elle voyait quel-

» que chose briller, elle dirait sans doute ce
» que c'était. — Qu'est-ce que vous voyez
» briller? — Ah! je ne sais pas, je ne puis
» vous le dire.— Regardez-bien.— Attendez,
» ça me fatigue..... attendez.... (et après un
» moment de grande attention) *c'est une mon-*
» *tre.* Mais si elle voit que c'est une montre
» me dit encore M. Ferrus, elle verra sans
» doute l'heure qu'il est? — Pourriez-vous
» me dire quelle heure il est?—Oh! non, c'est
» trop difficile. — Faites attention, cherchez
» bien.— Attendez... je vais tâcher... je dirai
» peut-être bien l'heure, mais je ne pourrai
» jamais voir les minutes. — Et après avoir
» cherché avec la plus grande attention : —
» Il est huit heures moins dix minutes; — ce
» qui était exact. M. Ferrus voulut répéter
» l'expérience lui même et la répéta avec le
» même succès. »

Avouez que si M. Rostan avait affirmé un
fait semblable pour en avoir été témoin
sans avoir fait lui-même l'expérience, on ne
pourrait se fier à aucun observateur, même
aux plus compétents et aux plus autorisés.
Mais il a pris soin lui-même de nous mettre

en garde contre tout soupçon d'avoir été pris pour dupe, et à plus forte raison d'avoir exagéré ou inventé les faits à plaisir. Voici comment il s'exprime :

« Quel autre motif donc qu'une profonde
» conviction et un violent amour de la vé-
» rité aurait pu me déterminer à faire cet
» article! (Un article sur le magnétisme in-
» séré dans le *Dictionnaire de Médecine pra-*
» *tique.*) Mais, dit-on, vous vous êtes laissé
» surprendre, vous avez été dupe, etc., etc.
» Il est vrai que jusque-là je croyais ne m'être
» pas fait connaître par une excessive créduli-
» té; mais pour les faits que je publiais, il
» m'était tout aussi impossible d'en douter
» que si j'eusse reçu des coups de bâton. Ce
» n'est pas plus possible de se tromper pour
» les uns que pour les autres, et Métaphraste
» lui-même en aurait la certitude. Est-il pos-
» sible de douter de ce que l'on a vu cent
» fois? »

J'espère, Monsieur, que cela est parfaite-ment explicite, parfaitement évident, et que M. Rostan serait mal venu aujourd'hui de prétendre qu'il n'a pas vu. Ce serait par trop prêter le flanc au ridicule et à la satyre que de démentir ainsi le lendemain ce qu'on a si bien affirmé la veille, dans des termes on ne peut plus catégoriques et plus clairs, ainsi que vous venez de le voir.

Mais en voilà assez pour aujourd'hui, Monsieur, sur le somnambulisme magnétique et sur les manifestations de la lucidité. Je reviendrai un peu plus tard sur cette question, pour expliquer à mon point de vue les phénomènes somnambuliques et la théorie du sommeil artificiel comparé au sommeil normal.

Tout à vous.

DEUXIÈME LETTRE.

MONSIEUR,

La tâche que j'ai à remplir auprès de vous est bien simple ; elle consiste à vous faire connaître quelques faits, à vous retracer quelques phénomènes de nature à vous édifier sur les merveilles qu'on vous a racontées du somnambulisme magnétique, dont vous paraissez encore aujourd'hui révoquer l'existence en doute. Il serait tout au moins oiseux, en pareille circonstance, de perdre mon temps à des digressions ou des dissertations hors de propos, qui ne porteraient aucune lumière dans la question ; aussi, j'entre tout d'abord en matière.

Bordeaux, Monsieur, possède un somnambule dont la lucidité a été pendant longtemps un sujet d'étonnement et d'admiration à l'Athénée royal de Paris. Je veux parler de M. Calixte RENAUD. C'est surtout dans le

diagnostic et le traitement des affections ner-
veuses ou chroniques, de ces affections contre lesquelles la médecine allopathique se
déclare elle-même impuissante avec une
bonne foi qui l'honore, et que l'homœopa-
thie prétend guérir, que se développent au
plus haut degré les facultés merveilleuses
dont la nature l'a doué. Sous l'influence d'une
sensibilité intuitive aussi extraordinaire dans
son principe que réelle dans ses effets, et
dont la cause agissante et efficiente reste
inexpliquée, il ressent, aussitôt que le rapport est entre ses mains, tous les symptômes
de la maladie du consultant ; il les dépeint
avec une exactitude, une sûreté de coup-
d'œil, une netteté de pinceau, qui tiennent
en quelque sorte du prodige, et une clarté
d'exposition à désespérer l'Académie de Médecine elle-même dans la personne de ses
membres les plus illustres. Chose extraordinaire ! dans cet état singulier de surexcitation
intellectuelle, où la sensibilité puissamment
développée revêt en quelque sorte des attri-
buts nouveaux et atteint à des limites inconnues, les expressions les plus exactes, les

plus justes, lui arrivent comme par enchan-
tement ; sa diction est pure, facile, élégante,
pittoresque ; le tour de la phrase heureux ;
et on peut dire avec vérité de lui que son
sommeil est manifestement supérieur à son
état de veille. En effet, éveillé, M. Calixte
Renaud est un homme comme vous et moi,
plus spirituel et plus aimable peut-être,
mais ne possédant aucune de ces facultés
puissantes qui sont comme le cachet ou
l'apanage du génie. Voyez-le au contraire
endormi ; ce n'est plus du tout le même
homme : sa mémoire est prodigieuse, il se
rappelle les faits les plus insignifiants, les
dates les plus éloignées et jusqu'à ses moindres prescriptions. — Je vous vois d'ici sou-
rire : oui, prescriptions, c'est le mot ; car
M. Calixte Renaud fait de la médecine avec
l'assistance d'un médecin, et de la médecine
rationnelle encore ! Ah ! vous ne voudriez
pas y croire, vous voudriez pouvoir en douter. Pourquoi donc, s'il vous plaît ? Peut-être
allez-vous vous aviser de me poser cette
question tant soit peu saugrenue : Guérit-il ?
Prenez garde ! je vous répondrai affirmative-

ment. Oui, il guérit ; pas toujours, assurément, mais quelquefois, souvent même ; et quand il ne doit pas guérir, il ne vous fait pas droguer à la porte, comme on dit vulgairement, et vous prévient de l'incurabilité de votre maladie. Le procédé est un peu cavalier, j'en conviens, mais il est loyal, et, quant à moi, je n'y trouve rien à redire. J'aime mieux cette manière brutale d'en finir avec vos lamentations de Jérémie, avec vos espérances toujours déçues, que la manière un peu intéressée avec laquelle certains Esculapes contemporains vous glissent habilement dans le cœur des illusions qu'ils savent être dans l'impossibilité de réaliser. Il y a même une chose que je regrette dans le somnambulisme magnétique : c'est la propension qu'ont certains somnambules à dissimuler la vérité aux malades ou aux familles des malades. C'est faire tomber le malade dans un piége, c'est lui tendre des embûches, d'abord parce qu'il continue à vous consulter et par conséquent à donner son argent pour n'obtenir aucun résultat, et en second lieu parce que vous le bercez d'une espérance qui doit

3.

aboutir à une déception. Un somnambule devrait être rigoureusement, dans tous les cas, l'organe de la vérité ; il serait à désirer qu'il fît connaître immédiatement, sans ambage, sans restriction, la gravité de l'état des malades aux parents ou aux amis de ces malades. Au lieu de cela, il en est qui, dans le sommeil magnétique, se tiennent sur la défensive, sur la réserve, et promettent de guérir, ou tout au moins d'améliorer des maux qu'ils reconnaissent eux-mêmes incurables. La preuve de ce que j'avance se trouve dans ce fait, que lorsque vous envoyez des étrangers pour consulter, ils n'observent pas les mêmes ménagements et déclarent que telle affection, dont ils ont dissimulé la gravité au malade ou à sa famille, mettra tôt ou tard la vie de ce malade en péril.

J'étais dans l'erreur, Monsieur, quand je vous disais, dans ma précédente lettre, que M. le professeur Rostan, l'une des illustrations médicales de ce temps-ci, avait supprimé, dans les nouvelles éditions de son Traité d'hygiène, le chapitre relatif au magnétisme. Ses opinions n'ont pas varié depuis 1828 sur le sujet qui nous occupe. Seulement, il avait été chargé, quelque temps avant la publication de ce Traité, de la rédaction d'un article sur le magnétisme pour le Dictionnaire de médecine pratique. C'est cet article qu'on a fait disparaître des éditions plus récentes de cet ouvrage, sans le consulter. Il est difficile de s'expliquer, dans cet état de choses, comment le bruit que M. Rostan avait retiré son chapitre de son Traité d'hygiène a pu s'accréditer parmi ses confrères. Il n'en est rien cependant, et la preuve, c'est que voici une lettre de l'auteur qui porte la date du 22 novembre 1858, et qui ne peut laisser exister aucun doute à cet égard ; — elle m'a été adressée par M. Rostan lui-même, et je la tiens à la disposition des incrédules :

« Monsieur,

» Je n'ai donné à personne le droit de dire que j'avais rétracté mon opinion sur le somnambulisme magnétique ; je n'ai pas retiré mon chapitre dans les éditions successives de mon Hygiène ; on l'a retiré du Dictionnaire de médecine sans me consulter. *Rien au monde ne peut faire que ce que j'ai vu, je ne l'aie pas vu.* Tous les faits négatifs du monde ne peuvent détruire un fait positif.

» Agréez, etc. » Rostan. »

Ainsi, cette lettre est bien catégorique, bien formelle; M. Rostan croit au magnétisme, il ne s'est jamais rétracté, et les bruits qu'on a mis en circulation à ce sujet ont été inventés et colportés par les adversaires du somnambulisme. Une telle déclaration est digne de l'homme éminent de qui elle émane; elle est digne du savant qui a enrichi la science médicale des ouvrages les plus répandus et les plus utiles, et dont les travaux scientifiques immortaliseront la mémoire.

Mais ce n'est pas seulement M. Rostan qui ajoute foi aux phénomènes du somnambulisme magnétique. A Dieu ne plaise que je vous suppose assez de présomption pour vous comparer à Alexandre Dumas, à Victor Hugo, à Alphonse Esquiros ou à Auguste Maquet; eh bien! tous ces messieurs, le croirez-vous, ont la faiblesse de considérer le

don de seconde vue comme un fait complétement acquis, complétement démontré aujourd'hui ; voici une lettre déjà ancienne de
l'auteur du *Vicomte de Bragelonne* et des
Mousquetaires, qui ne laisse rien à désirer
sur ce sujet :

« Monsieur,

» Voulez-vous me permettre de vous écrire
une longue lettre sur ce qui s'est passé chez
moi aujourd'hui ? cette lettre ne sera peut-
être pas sans un certain intérêt de circonstance.

» Vous avez repris depuis trois ou quatre
jours la publication de *Joseph Balsamo,* et
dans la première partie de ce roman, le magnétisme a joué un rôle.

» Ce rôle ne doit pas être moins important dans la seconde partie que dans la première.

» L'introduction de ce nouveau moyen dra-
matique dans mon œuvre préoccupe bien du
monde ; je puis le dire sans vanité, ayant
reçu une vingtaine de lettres anonymes, dont
les unes me disent que si je ne crois pas à

ce que j'écris, je suis un charlatan, et les autres que, si j'y crois, je suis un imbécile.

» Or, il faut que j'avoue une chose avec cette franchise qui me caractérise : c'est qu'avant aujourd'hui, je n'avais jamais vu une séance de magnétisme.

» Il est juste de dire, en revanche, que j'avais à peu près lu tout ce qui avait été écrit sur le magnétisme.

» D'après ces lectures, une conviction était passée en mon esprit, c'est que je n'avais rien fait faire à Balsamo qui n'eût été fait, ou tout au moins ne fût faisable.

» Cependant, dans notre époque de doute, il me parut qu'une seule conviction ne suffisait pas, et qu'il en fallait deux : une conviction de fait, et une conviction de droit.

» J'avais déjà la conviction de droit ; je résolus de chercher la conviction de fait.

» Je priai M. Marcillet de venir passer la journée à Monte-Cristo, avec son somnambule Alexis.

» C'est jeudi dernier, je crois, que l'invitation avait été faite. Depuis jeudi un accident était arrivé dans la maison, qui m'eût fait désirer, si la chose eût été possible, de remettre la séance à un autre jour.

» Mon pauvre Arabe Paul, que vous m'avez aidé à illustrer sous le nom d'Eau de Benjoin, était tombé malade jeudi soir, et la maladie avait fait de tels progrès, qu'aujourd'hui il était sans connaissance. J'eusse donc, comme je vous le disais, désiré remettre la séance à un autre jour; malheureusement, quelques amis étaient prévenus, à qui je n'eusse pas eu le temps de donner avis de la remise, et qui fussent venus inutilement à Saint-Germain. Or, aux amis qui font cinq lieues par la pluie, on doit bien faire quelques concessions, et je leur fis celle de ne rien changer aux dispositions prises, malgré la triste préoccupation où me plongeait l'état désespéré du malade.

» A deux heures, tout le monde était réuni.

» La scène se passait dans un salon au second.

» On prépara une table; sur cette table, on étendit un tapis, sur ce tapis on posa deux jeux de cartes encore enfermées dans leur enveloppe timbrée de la régie, du papier, des crayons, des livres.

» M. Marcillet endormit Alexis sans faire un seul geste, et par la seule puissance de sa volonté.

» Le sommeil fut cinq à six minutes à venir. Quelques trassaillements nerveux et une légère oppression le précédèrent. Il y avait surabondance de fluide. M. Marcillet enleva cette surabondance par plusieurs passes ; le sommeil devint plus calme, et au bout d'un instant il fut complet.

» Alors, deux tampons d'ouate furent faits et posés sur les yeux d'Alexis ; un mouchoir assura les tampons sur les yeux ; deux autres mouchoirs posés en sautoir et noués derrière la tête, détruisirent jusqu'à la supposition qu'il était possible au somnambule de voir par l'organe naturel, c'est-à-dire par les yeux.

» Le fauteuil où dormait le somnambule fut roulé vers une table ; de l'autre côté de la table s'assit M. Bernard ; une partie d'écarté commença.

» En touchant les cartes, Alexis déclara qu'il se sentait parfaitement lucide, que par conséquent on pouvait exiger de lui tout ce qu'on voudrait. Il paraissait en effet, au milieu de son sommeil, en proie à une vive agitation nerveuse.

» Trois parties d'écarté se firent sans qu'Alexis relevât une seule fois les cartes, constamment il les vit couchées sur la table, les retournant pour jouer et annonçant d'avance quelle carte il jouait. Pendant les trois parties, il vit également le jeu de son adversaire, soit que son adversaire relevât ses cartes ou les laissât sur la table.

» Plusieurs personnes manifestèrent le désir de voir M. Bernard céder sa place. M. Bernard se retira; M. Charles Ledru s'assit à son tour en face d'Alexis.

» La lucidité allait croissant. Alexis annonçait les cartes au fur et à mesure que M. Ledru les donnait.

» Enfin il repoussa le jeu en disant :

» C'est trop facile. Autre chose.

» On prit un livre au hasard, parmi les volumes posés sur la table, et complétement inconnus au somnambule. C'était un *Walter Scott*, traduction de Louis Vivien, *Eaux de Saint-Ronan*.

» Le somnambule l'ouvrit au hasard à la page 229.

» — A quelle page voulez-vous que je lise ? demanda-t-il.

» — A la page 249, répondit Maquet.

» — Peut-être sera-ce un peu difficile ; le caractère est bien fin. N'importe, je vais essayer.

» Puis il traça avec un crayon une ligne aux deux tiers de la page.

» — Je vais lire à cette hauteur, ajouta-t-il.

» — Lisez, lui dit Marcillet.

» Et il lut, sans hésitation, écrivant les yeux bandés les deux lignes suivantes :

« *Nous ne nous arrêterons pas sur les difficultés inséparables du transport.* »

» L'impatience fit qu'on ne lui laissa pas lire plus loin. Nous lui prîmes le livre des mains ; et, à la page 249, à la 55me ligne, commençant un alinéa, nous lûmes exactement les mêmes paroles qu'Alexis venait d'écrire : il avait lu à travers onze pages.

» Maquet fut invité à prendre un crayon, à écrire un mot et à renfermer le papier sur lequel il serait écrit, sous une double enveloppe.

» Il se retira à l'écart, seul, et sans que personne sût ce qu'il devait écrire : le mot écrit, et bien enfermé, il rapporta la double enveloppe pliée en deux au somnambule.

» Alexis toucha l'enveloppe. — C'est facile à lire, dit-il, car l'écriture est belle.

» Alors, prenant le crayon à son tour, il écrivit dans le même caractère, et comme s'il eût décalqué, le mot *Orgue* sur la seconde enveloppe.

» On tira le papier de son fourreau. Non-seulement le mot *Orgue* était écrit dessus, mais encore l'écriture de Maquet et celle d'Alexis étaient presque identiques.

» Alors il me vint l'idée de lui parler du pauvre malade, et je lui demandai s'il croyait pouvoir distinguer à distance. Il me répondit qu'il se sentait dans son jour de lucidité et qu'il ferait tout ce que je lui ordonnerais de faire.

» Je lui pris la main et je lui ordonnai de voir dans la chambre de Paul.

» Alors il se tourna vers un point du salon et leva les yeux, cherchant à percer la muraille.

» — Non, il n'est plus là, dit-il, on l'a changé de place.

» C'était vrai; la veille on avait transporté le malade dans une autre chambre.

» — Ah! il est ici, fit-il en s'arrêtant vers le point où Paul se trouvait réellement.

» — Voyez-vous? demandai-je.

» — Oui, je vois.

» — Dites ce que vous voyez.

» — Un homme déjà vieux; non, je me trompe; j'ai cru qu'il était vieux parce qu'il est noir, pas nègre cependant, mulâtre. Je verrais mieux si on me donnait de ses cheveux.

» Un domestique monta et alla couper des cheveux au malade.

» — Ah! dit le somnambule, on lui coupe les cheveux derrière la tête. Les cheveux sont courts, noirs et crépus.

» On lui apporta les cheveux.

» — Oh! dit-il, très-malade; le sang se porte vivement à ses poumons, il étouffe. Oh! c'est singulier! qu'a-t-il donc sur la tête? cela ressemble à un bourrelet.

» — En effet, lui dis-je, c'est une vessie pleine de glace.

» — Non, répondit-il, la glace est fondue, il n'y a plus que de l'eau. Le malade est atteint d'une fièvre typhoïde.

» — Croyez-vous que le médecin somnambule, M. Victor Dumets, puisse quelque chose pour lui ?

» — Beaucoup plus que moi ; je ne suis pas médecin.

» — Croyez-vous qu'il ne soit pas trop tard de l'aller chercher demain ?

» — Il est tard déjà, car le malade est en grand danger ; mais demain il vivra encore. S'il lui arrive un malheur, ce ne sera que mardi ; mais s'il vit encore sept jours, il est sauvé.

» Trois femmes assistaient à la séance.

» J'emmenai l'une d'elles dans une chambre séparée du salon par l'antichambre, et dans cette cette chambre, les portes fermées, elle écrivit quelques mots sur un morceau de papier, plia le papier et posa une main de marbre sur le tout.

» Nous rentrâmes.

» — Pouvez-vous lire ce que Madame vient d'écrire ? lui demandai-je.

» — Oui, je le crois.

» — Savez-vous où est le papier sur lequel elle a écrit?

» — Sur la cheminée; je le vois très-bien.

» — Lisez, alors.

» Au bout de quelques secondes :

» — Il y a trois mots, dit-il.

» — C'est vrai; mais quels sont ces trois mots?

» Il redoubla d'efforts.

» — Oh! je vois, dit-il, je vois.

» Il prit un crayon et écrivit : *Impossible à lire*.

» On alla chercher le papier : c'étaient bien les trois mots qui étaient écrits dessus. Alexis avait lu non-seulement à distance, mais à travers deux portes et une muraille.

» — Pourriez-vous lire l'une des lettres qui se trouvent dans la poche de l'un ou de l'autre de ces messieurs? demanda M. Marcillet.

» — Je peux tout dans ce moment-ci, je vois très-bien.

» — Messieurs, une lettre.

» M. Delaage tira une lettre de sa poche, la remit à Alexis.

» Il l'appuya contre le creux de son estomac.

» — C'est d'un prêtre, dit-il.

» — C'est vrai.

» — C'est l'abbé Lacordaire...; non...; attendez...; non...; mais c'est quelqu'un qui a
beaucoup d'analogie dans le talent avec lui.
Oh! c'est M. l'abbé Lamennais.

» — Oui.

» — Voulez-vous que je vous en lise quelque chose?

» — Oui, lisez-nous la première ligne.

» Presque sans hésitation, Alexis lut :

» — *J'ai reçu, mon très-cher ami...*

» On ouvrit la lettre : elle était de M. de
Lamennais, et la première ligne était exactement ce qu'Alexis venait de transcrire.

» — Une autre, demanda le somnambule.

» Esquiros tira de sa poche un papier plié
en quatre.

» — C'est la même écriture que l'autre,
dit Alexis... Ah! c'est singulier, il y a un
mot qui n'est pas de la même main... Tiens,
c'est votre signature.

» — Non, dit Esquiros, vous vous trompez.

» — Ah! par exemple. Je lis *Esquiros*. Tenez, tenez, et il me montrait le papier ; ne lisez-vous pas, là, là, *Esquiros* ?

» — Ouvrez le papier, lui dis-je, et voyons.

» Il ouvrit le papier.

» Le papier contenait un laissez-passer de M. de Lamennais, et effectivement était contre-signé *Esquiros* à l'un de ses angles. Esquiros avait oublié le contre-seing ; Alexis l'avait lu.

» Comme on le voit, la lucidité était arrivée au plus haut degré.

» Maquet s'approcha de lui, la main fermée.

» — Pouvez-vous voir ce que j'ai dans la main, dit-il.

» — Otez vos bagues, la vue de l'or me gêne.

» Maquet, sans ôter ses bagues, se retourna et passa l'objet de la main droite à la main gauche.

» — Ah! très-bien, dit Alexis ; je vois, c'est.... une rose.... très-flétrie.

» Maquet venait de ramasser la rose à terre, et l'on avait marché dessus.

» — Êtes-vous fatigué ? lui demandai-je.

» — Oui, répondit-il ; mais si cependant vous deviez faire encore une expérience, je vois à merveille.

» — Voulez-vous que j'aille prendre un objet dans ma chambre et que je vous l'apporte dans une boite ?

» — Très-bien.

» — Pourriez-vous voir à travers la boîte ?

» — Je le crois

» J'allai dans une chambre seul ; j'enfermai un objet dans une boite en carton, et je l'apportai à Alexis.

» — Ah ! c'est singulier, dit-il. Je vois des lettres, mais je ne puis pas lire ; l'objet vient d'outre-mer ; cela a la forme d'un médaillon ; et cependant c'est une croix. Oh ! que de pierres brillantes autour. Je ne puis pas dire le nom de l'objet, je ne le connais pas, mais je pourrais le deviner.

» C'était un *nishan ;* ces lettres qu'Alexis ne pouvait pas lire, c'était la signature du bey de Tunis.

» L'objet, comme on le voit, venait bien d'outre-mer ; il avait la forme d'un médaillon, et cependant c'était une croix ou une décoration, ce qui est à peu près synonyme.

» Après cette dernière expérience, Alexis était fatigué, on le réveilla.

» Alexandre DUMAS.

» *Ont signé avec moi, comme assistant à la séance :*

» MM. MAQUET, ESQUIROS, BERNARD,
» DELAAGE, BARRYE. »

Rien de plus concluant que cette lettre. On croit assister à la séance d'Alexis en la lisant, et vous conviendrez bien avec moi que des hommes de celte trempe y voient ausi clair que nous.

Mais voici bien autre chose encore ! Lisez ce récit de Mme Planche : c'est le cri reconnaissant du cœur d'une mère à qui on a rendu son enfant :

Extrait de la GAZETTE DE FRANCE *du* 15 *février 1858.*

« Paris, le 12 février 1858.

» MONSIEUR LE RÉDACTEUR,

» Vous avez reproduit — d'après le Journal *le Siècle,* un compte rendu de faits som-

nambuliques relatifs à la guérison, puis ensuite à l'enlèvement d'une jeune fille nommée Planche, dont les parents résident à
Grenelle, près Paris, 20, rue Croix-de-Nivert.

» Permettez-moi, dans l'intérêt de la vérité, de porter à la connaissance de vos lecteurs plusieurs incidents curieux qui se rattachent à cette histoire des plus romanesques
et remplie de si émouvantes péripéties. Pour
plus d'exactitude et d'impartialité, je laisse
Mme Planche en faire elle-même le récit.

« C'était au mois de janvier 1848 : ma fille
aînée, âgée alors de quatre ans, tomba dangereusement malade. Plusieurs médecins furent consultés, et d'un commun accord, ils
déclarèrent qu'elle était atteinte d'une fièvre
typhoïde. Des médicaments énergiques lui
furent administrés; mais ce fut en vain, le
mal empira; bientôt son corps ne fut qu'une
plaie, tant on la couvrit de vésicatoires et de
sinapismes; bref, les médecins, à bout de
remèdes, la condamnèrent!..... C'est alors,
dans cet état désespéré, que le hasard, ou
plutôt la Providence, amena chez moi une

jeune dame qui me conseilla de me rendre, avec une mèche de cheveux de ma fille, chez le magnétiseur Marcillet, qui, me dit-elle, avec l'aide du somnambule Alexis, la guérirait infailliblement.

» Malgré mon incrédulité en pareille matière, à cette époque, je me rendis en toute hâte auprès d'Alexis, qui, mis dans l'état somnambulique, et sans me donner le temps de le questionner, me dit :

» Je vois avec peine que les médecins qui soignent votre enfant la traitent pour une fièvre typhoïde..... Il n'en est rien... c'est un abcès qui est sur le point de se déclarer sous le cœur, qui la fait tant souffrir.

» Puis Alexis, ayant changé tout-à-coup de sujet, s'exprima ainsi :

» — Pauvre mère ! vous aurez bien des tourments à cause de cette petite fille ! je vois que vous en serez séparée pour longtemps.

» Il ne s'étendit pas davantage sur cet étonnant pronostic, et, rentrant aussitôt dans le motif de la consultation, il formula un liniment qu'un docteur présent approuva, recommandant particulièrement de l'employer au

plus vite dans la crainte que l'abcès ne vînt
à percer en dedans.... Des frictions furent
faites sous le cœur et au creux de l'estomac;
une éruption s'en suivit; l'abcès annoncé se
déclara... il eut son cours régulier, et la
guérison fut complète !

» Vers cette époque, je fis la connaissance
d'une dame, nommée Saint-Léon, qui se
prit d'amitié pour ma fille. Quelque temps
après, elle m'offrit de l'emmener faire un
voyage en Angleterre; j'y adhérai. Ce voyage
ne devait être que d'un mois, mais Mᵐᵉ Saint-
Léon ne m'écrivit de Berlin que trois mois
après, pour m'annoncer son prochain retour... Cette lettre n'était qu'un leurre; car
six mois s'étant encore écoulés sans nouvelles, je me décidai alors à m'adresser au
préfet de police, pour tâcher de découvrir
le lieu de sa retraite. Mes démarches, bien
que multipliées, restèrent sans succès. Dans
cette pénible situation, j'eus de nouveau recours au somnambulisme, n'ayant cependant pour guider Alexis que la lettre de Mᵐᵉ
Saint-Léon, déjà datée de près de trois ans.

» Je vous avais bien dit que vous seriez

séparée longtemps de votre fille..., me dit Alexis. En ce moment je la vois avec une dame... dans la ville de Vienne.... Faites écrire immédiatement dans cette capitale, par les soins du Ministère des affaires étrangères, car bientôt elles vont quitter l'Autriche.

» Je me présentai aussitôt dans les bureaux du ministère; les formalités qui furent remplies demandèrent sans doute beaucoup de temps; car la réponse de Vienne mentionnait que Mme Saint-Léon et ma fille, après avoir habité cette ville, l'avaient quittée depuis huit jours...

» Bien qu'affectée au dernier point de ce fâcheux contretemps, je n'en continuai pas moins mes pénibles recherches, en adressant pétition sur pétition, tant au préfet de police qu'aux ministères de l'intérieur et des affaires étrangères ; puis, enfin, mes supplications allèrent jusqu'à l'Impératrice, sans avoir pu obtenir un heureux résultat

» Près de cinq années s'étaient encore écoulées en vaines recherches! Pendant ce laps de temps, j'étais retourné souvent chez M. Marcillet, mais sans avoir pu y rencontrer

Alexis. Un jour, il y a de cela six mois, un jour, dis-je, que mon esprit était plus calme et plus résigné que de coutume, instinctivement j'y retournai de nouveau ; cette fois, en l'absence d'Alexis, son magnétiseur me mit en communication avec une de ses somnambules ; je lui remis, comme à Alexis, la seule lettre que je possède de Mme Saint-Léon, datée de 1849.

» — Je ne veux pas vous fatiguer inutilement, lui dis-je ; depuis bien longtemps je suis à la recherche de ma fille, qui m'a été enlevée : vous serait-il possible de m'indiquer le lieu qu'elle habite ?

» — Parfaitement, me répondit-elle, je la vois : elle a douze ans passés actuellement...

» — C'est son âge, lui répondis-je.

» — Elle est en Italie, dans une petite ville non loin de Florence ; elle se promène en ce moment avec une dame et un monsieur... Tiens ! c'est le mari de la dame ; il est espagnol. Il faut aller au Ministère des affaires étrangères pour la réclamer. Vous aurez bien encore quelques difficultés à surmonter ; mais ce dont je puis vous assurer, c'est que dans trois mois votre fille vous sera rendue.

» Cette lueur d'espoir me fit retourner au Ministère des affaires étrangères ; j'y trouvai comme par le passé un accueil sympathique. Sur mes nouveaux renseignements, des instructions furent données au Consul de France à Florence.

» Un mois après, ce dernier répondit qu'il avait trouvé ma fille et Mme Saint-Léon en compagnie d'un Espagnol nommé Sandalioz, marié avec elle depuis quelque temps ; ils habitaient la ville de Lucques. Mais malheureusement, ajoutait-il, les pouvoirs qu'il avait reçus étaient restreints : il n'avait pu s'emparer de ma fille, ce qu'il eût certainement fait, bien que les époux Sandalioz aient assuré que cette fille leur appartenait.

» Se voyant découverts, ils prirent immédiatement leurs passeports pour Rome ; mais le Consul n'ayant vu dans ce départ précipité qu'une nouvelle supercherie, sut bientôt par des émissaires qu'ils s'étaient rendus à Naples. L'Ambassadeur français en fut instruit, et il découvrit bientôt mon enfant dans cette ville ; s'en étant emparé quatre heures après, il la fit diriger sur Paris, aux soins de M. le préfet des Bouches-du-Rhône. Mais

arrivée à Marseille, ma fille y tomba malade.
Par ordre de ce Magistrat, elle fut remise
entre les mains des Sœurs de charité de cette
ville, chez lesquelles elle demeura vingt-trois
jours. Dirigée enfin sur la capitale, elle me fut
rendue par les soins de M. le Préfet de police.

» Ces divers incidents que je viens de rap-
porter prouvent que ma fille ne fut entre
mes bras qu'après un délai de trois mois!
comme la somnambule me l'avait annoncé!

» Femme PLANCHE.

» Comme vous le voyez, Monsieur le Rédacteur, le récit de Mme Planche est simple
et concluant; puisse-t-il amener de nouveaux
prosélytes à notre science encore au berceau!
Ayant l'espoir que parmi ces néophites il se
révélera peut-être un génie pour nous expliquer ces étranges phénomènes du cerveau
humain, qui confondent la raison sans ces-
ser, hélas! d'être toujours impénétrables,

» Je vous prie d'agréer, etc.

» MARCILLET,
» Rue Geoffroy-Marie, 7 bis. »

5.

On a beaucoup parlé, Monsieur, dans le monde médical surtout, d'un prix de 5,000 francs qu'avait proposé dans le temps M. le docteur Burdin, de l'Académie de Médecine, au somnambule qui lirait sans le secours des yeux; on s'est même beaucoup égayé à propos de cette proposition, de l'insuccès de quelques sujets, insuccès dû entièrement aux modifications apportées au moment de l'expérimentation aux conditions du programme; mais on s'est bien gardé d'ajouter que M. Burdin avait reçu longtemps après les expériences peu concluantes de MM. Pigeaire et Berna, dont les protestations sont connues, la lettre suivante de M. Marcillet :

« MONSIEUR,

» Vous avez offert un prix de 5,000 francs au somnambule qui lirait sans le secours des yeux; depuis, il m'a été assuré que vous aviez retiré ce prix. J'ose espérer qu'en l'offrant vous n'aviez pas eu l'intention de jeter un défi à la science, mais, bien au contraire, de l'encourager. En conséquence, je viens

vous prier, Monsieur, de vouloir bien faire
admettre mon sujet Alexis à une épreuve de
lecture à travers les corps opaques, en présence des membres de l'Académie désignés
à cet effet.

» MARCILLET. »

M. Burdin, qui s'était probablement ra-
visé, et qui, tout en ayant l'air de maintenir
sa première opinion, n'était pas éloigné peut-
être de croire à la possibilité du phénomène,
ne répondit pas à cette lettre. En vain M. le
lieutenant-général d'Houdetot, aide de camp
de Sa Majesté le roi Louis-Philippe, fut-il
prié par M. Marcillet d'obtenir de la volonté
royale la convocation de l'Académie de Médecine pour l'épreuve en question; il n'en
fut rien fait, et M. Burdin garda le silence;
soit, comme l'a cru M. Marcillet, qu'il ajoutât
foi, malgré ses dénégations, à la clairvoyance
d'Alexis, et qu'il ne voulût pas s'exposer à en
être témoin en présence de ses confrères
pour éviter une humiliation à son amour-
propre, soit simplement par dédain ou in-
différence.

Mais Alexis vit encore; Dieu merci, l'Académie se porte à merveille; pourquoi ne tenterait-elle pas aujourd'hui une ou plusieurs expériences avec ce somnambule? Qui ne sait que les crisiaques, comme on les appelle souvent avec une pointe d'ironie et une nuance de dédain, ont des jours d'hésitation et de défaillance où leur clairvoyance peut se trouver momentanément en défaut, et que la raison et l'équité font un devoir aux juges non prévenus, aux esprits impartiaux que n'égarent pas des idées préconçues, de ne pas se borner à une seule tentative pour pouvoir se prononcer avec connaissance de cause et avec certitude dans une question d'une telle gravité et d'une telle importance? Depuis quand, d'ailleurs, serait-il permis d'infirmer des faits positifs avec deux ou trois expériences négatives? Qu'on soumette la lucidité somnambulique à de nouvelles épreuves; la loyauté la plus vulgaire en fait une loi, et tôt ou tard il faudra bien en venir à un examen définitif.

Arago était un savant, sans aucun doute; qui oserait le nier? Eh bien! il a écrit ceci :

« Le somnambulisme ne doit pas être rejeté *à*
» *priori,* surtout par ceux qui sont tenus au
» courant des progrès des sciences phy-
» siques. »

N'en déplaise, du reste, aux détracteurs
du magnétisme, Monsieur, des hommes
comme MM. Orfila, Bousquet, Ribes, Ré-
veillé-Parise n'auraient pas signé, dans le
temps, à propos de Mlle Pigeaire, un certi-
ficat attestant le fait de la lecture malgré
l'occlusion des yeux, si ce fait ne leur eût
pas paru hors de doute, et si surtout il ne
leur avait pas été démontré par les précautions prises pour empêcher tout rayon lumineux d'arriver aux organes visuels, qu'ils
ne pouvaient pas avoir été dupes d'une
odieuse supercherie.

Après tout, que voulez-vous? si le magnétisme a eu le malheur d'être mis au ban de
l'Académie, il a cela de commun avec l'ho-
mœopathie, qui n'en fait pas moins son chemin sans elle, en grandissant, en se dévelop-
pant, et qui plus est, en guérissant chaque
jour, même sans les évacuations sanguines
et les exutoires!

J'ai cité tout à l'heure M. Arago, qu'on ne récusera pas assurément pour une autorité compétente. Dans le même travail auquel j'ai emprunté les lignes transcrites plus haut, j'ai remarqué également celles-ci, qui sont encore plus significatives :

« Rien dans les merveilles du somnambu-
» lisme ne soulevait plus de doutes qu'une as-
» sertion très-souvent reproduite, touchant la
» propriété dont jouiraient certaines person-
» nes à l'état de crise de déchiffrer une lettre à
» distance avec le pied, avec la nuque, avec
» l'estomac. *Le mot impossible semblait, ici,*
» *complétement légitime. Je ne doute pas,*
» *néanmoins, que les esprits rigides ne le re-*
» *tirent après avoir réfléchi aux ingénieuses*
» *expériences dans lesquelles Moser produit*
» *ainsi à distance des images très-nettes, de*
» *toutes sortes d'objets, sur toutes sortes de*
» *corps et dans la plus complète obscurité.* »

Eh bien! Monsieur, que répondra-t-on à cela? Arago, le savant Arago, l'a écrit; il faut retirer ce mot *impossible* en parlant des phénomènes merveilleux du somnambu-lisme. — Nous allons plus loin, et nous di-

sons avec moins d'autorité que lui : La propriété ou la faculté qu'ont certaines personnes
de lire à travers les corps opaques, de déchiffrer une lettre pliée dans la main, de faire
des vues à distance, est incontestable.

Mais je laisse la parole à M. le comte
d'Orsay :

« Oui, » disait-il dans une lettre dont quelques lignes seulement ont été reproduites
par le Journal du Magnétisme, « oui, je crois
» au magnétisme et au somnambulisme. —
» Quand on a vu et interrogé madame M...
» dans l'état de sommeil, il faut véritable-
» ment avoir la *superstition de l'incrédulité*
» pour douter de sa lucidité et du pouvoir
» magnétique. Soyez convaincu que cette
» science triomphera en dépit de toutes les
» persécutions, et qu'on n'oserait même pas
» vous attaquer, si tous ceux qui y croient
» avec raison avaient, comme moi, la fran-
» chise de l'avouer. »

Et Georget, l'illustre Georget, n'a-t-il pas
vu annoncer avec précision des accès d'hystérie, d'épilepsie, de catalepsie, prédire
leur durée et l'heure exacte de leur termi-

naison? M. Rostan l'a affirmé dans son Traité d'hygiène, et un homme comme M. Rostan doit être cru sur parole.

En 1826, une commission fut nommée pour examiner le magnétisme et le somnambulisme magnétique. Cette commission était composée des noms les plus illustres dans la science; MM. Fouquier, Guersent, Itard, Husson, Guéneau de Mussy en faisaient partie. On trouve dans le rapport présenté par ces Messieurs à l'Académie le curieux aveu que voici :

« Nous avons rencontré chez des somnam-
» bules la faculté de prévoir des actes de
» l'organisme plus ou moins éloignés, plus
» ou moins compliqués.

» L'un d'eux a annoncé plusieurs jours,
» plusieurs mois d'avance, le jour, l'heure et
» la minute de l'invasion et du retour d'accès
» épileptiques; l'autre a indiqué l'époque de
» la guérison. Leurs prévisions se sont réa-
» lisées avec une ponctualité remarquable. »

Ces deux paragraphes ne laissent rien à désirer; il est évident, d'après un tel aveu, que des phénomènes extraordinaires de pré-

vision et d'intuition se produisirent à cette
époque aux yeux des membres de la commission. Or, ce que deux somnambules ont
pu faire, pourquoi d'autres ne le feraient-ils
pas, qui possèderaient les mêmes facultés de
vision somnambulique et de manifestation
extérieure de la lucidité?

Quoi qu'il en soit, Monsieur, il me semble qu'il résulte clairement de tous ces témoignages, de tous ces faits, de toutes ces
attestations, prises à des sources différentes,
la preuve évidente, incontestable, de la réalité
des phénomènes somnambuliques, et en particulier de l'étonnante lucidité du somnambule Alexis Didier.

Et ce n'est pas seulement dans le domaine
des recherches familières, des investigations
vulgaires, que la clairvoyance d'Alexis se développe, mais encore, mais surtout dans le
diagnostic et le traitement des maladies.

Il ne guérit pas toujours à coup sûr, c'est
impossible; mais il voit, mais il pénètre jus-
que dans les ressorts les plus intimes de
notre organisation, et il diagnostique, il pré-
voit admirablement l'issue heureuse ou fa-

tale d'une affection nerveuse ou chronique.

Mais arrivons à M. Calixte Renaud, le somnambule par excellence dont M. le docteur Girard dirige la clairvoyance avec beaucoup de sagacité et de tact.

M. Calixte Renaud s'occupe exclusivement des maladies; c'est là sa spécialité. A la vérité, il se permet bien, parfois, de petites excursions dans le domaine de la clairvoyance vulgaire, des recherches et des investigations quotidiennes; mais c'est uniquement alors pour condescendre au désir de quelque connaissance ou ami, et conséquemment par pure complaisance et par pure courtoisie. Du reste, une telle dérogation à ses habitudes lui répugne toujours beaucoup, et on ne l'obtient qu'avec peine de sa bienveillance et de son urbanité. Sa spécialité, je le répète, est le diagnostic et le traitement des maladies; or, c'est nuire à la lucidité d'un somnambule que d'exiger de lui des phénomènes et des choses en dehors de sa spécialité. Malheureusement, la curiosité ne raisonne pas, elle procède sans réflexion et sans mesure; on veut savoir à quoi s'en tenir sur

la clairvoyance d'un sujet, peu importe la
fatigue qu'on lui procure. Insensés! qui ne
voient pas que la lucidité est un don du ciel,
une émanation de la plus pure essence de
l'âme, et qu'il ne faut pas l'exposer à s'éva-
nouir dans un suprême effort de clairvoyance!

Je ne dis pas cela pour M. Calixte Renaud,
dont la lucidité merveilleuse se joue de toutes les difficultés, de tous les obstacles, mais
pour d'autres somnambules qui pourraient
être moins bien favorisés que lui sous ce rapport, et dont on pourrait ainsi détruire ou
tout au moins diminuer la clairvoyance.

En général, c'est un fait reconnu par tous
ceux qui s'occupent de magnétisme et qui
ont été à même d'en faire l'observation : les
facultés des somnambules entr'eux sont essentiellement distinctes, essentiellement différentes : les uns sont aptes à découvrir des
trésors enfouis dans le sein de la terre, les
autres à pénétrer les sentiments, les diverses impressions de l'âme humaine, d'autres
enfin à traiter les maladies.

Les facultés extraordinaires de M. Calixte

Renaud le rendent incontestablement propre
à remplir toutes les conditions d'un pareil
programme et à produire ces différents phénomènes, tant ses aptitudes sont diverses;
mais M. le docteur Girard s'est surtout attaché,
dans des vues d'humanité, à les appliquer au
diagnostic et au traitement des maladies.

Deux mots d'abord sur M. le docteur Girard : M. le docteur Girard est un homme
instruit et capable, qui aurait pu trouver
dans l'exercice d'une profession honorable
une position avantageuse et indépendante
en se livrant exclusivement et sans le concours du somnambulisme à la pratique de
son art. Cette position, il l'a obtenue, il l'a
conquise sans aucun doute ; la considération
dont il jouit, même parmi ses confrères, en
est une preuve ; mais il l'aurait obtenue
beaucoup plus facilement et plus vite s'il se
fût abstenu de magnétisme, l'ennemi intime
de la robe doctorale et de la médecine scho-
lastique. Frappé de quelques succès obtenus
par le somnambulisme dans des cas déses-
pérés, il multiplia les épreuves, les observations magnétiques, et les résultats venant

presque toujours confirmer les prévisions du
sujet, il finit par s'y adonner, non pas exclusivement, car il fait encore de la médecine
à lui seul pour ceux qui ont recours à sa
vieille expérience personnelle, mais du moins
avec beaucoup de conviction et de zèle. Aujourd'hui, M. le docteur Girard est un
croyant, un croyant sincère, et tout le monde
se plaît à rendre justice à son dévouement à
la science, dont il est incontestablement, à
Bordeaux, un des champions les plus éclai-
rés et les plus judicieux.

Quant à M. Calixte Renaud, non-seulement il voit dans les organes de l'économie
le point affecté d'une maladie, mais il lit encore dans la pensée d'autrui. L'organisme
humain est pour lui un livre ouvert, dans
lequel il épèle incessamment les pensées et
les impressions des malades. Le mélange
du fluide du consultant avec le sien est tellement intime, tellement complet, tellement
profond, qu'ils forment vraisemblablement
un tout homogène, puisque les douleurs
physiques et les émotions morales éprouvées
par le premier sont immédiatement ressen-

6.

ties, d'une façon absolument identique, par le second. On comprend que je parle exclusivement ici de M. Calixte, car il peut se rencontrer des exceptions à cette règle chez quelques somnambules moins lucides, et je ne veux pas qu'on argumente de ces exceptions pour s'en faire une arme contre des observations rigoureusement véridiques et puisées aux meilleures sources. L'union n'est 'pas tellement profonde parfois, qu'on ne se trouve témoin de quelques mécomptes, et que les impressions du consultant ne retentissent pas dans le cerveau du magnétisé. Chez M. Calixte Renaud, de telles exceptions n'ont jamais lieu, tant sa lucidité est à l'abri des défaillances, des inclairvoyances qu'on remarque chez les autres crisiaques, et qui sont inhérentes en quelque sorte à la nature essentiellement défectueuse de l'homme. Ce n'est pas une raison pour qu'elles ne se produisent pas parfois, et même assez fréquemment, chez les somnambules ordinaires, et il faut en tenir compte.

Voir les maladies ne suffit pas. Il faut plus que les voir et que les décrire, il faut

les guérir; mais pour avoir des chances de
les guérir, il faut d'abord les traiter ration-
nellement. En partant de ce principe reconnu
que M. Calixte Renaud voit dans l'intérieur
de l'organisme, nous arrivons à cette con-
clusion que personne n'est plus apte que lui
à juger, étant donnée une maladie contre laquelle les ressources de l'art ont échoué, à
juger, dis-je, s'il s'agit de juguler une in-
flammation, ou de remédier à un état d'ato-
nie. Le diagnostic une fois reconnu, et c'est
là surtout où il excelle, le traitement va tout
seul, car le somnambule ne s'écarte pas des
règles fondamentales de la médecine hippo-
cratique et des lois de la plus saine théra-
peutique. Or, je le demande aux esprits de
bonne foi, le point important, le point ca-
pital en médecine n'est-il pas le diagnostic
de la maladie, et si une fois on est fixé sur
ce point, n'a-t-on pas fait la moitié du chemin pour arriver à sa guérison, si du moins
la maladie est curable? Tous ceux qui ont été
à même de voir M. Calixte Renaud au moment où il donne ses consultations doivent
savoir à quoi s'en tenir à cet égard. Un jour,

une personne qui m'est parfaitement connue et qui est parfaitement digne de foi mit entre les mains du somnambule un bas de laine; aussitôt ce dernier de lever la jambe, et de déclarer que « le tendon d'Achille est at-» teint, et qu'il existe une claudication bien » prononcée de la jambe droite, indépendam-» ment d'étouffements quotidiens et d'une lé-» gère grosseur au jarret. » Puis il ajoute immédiatement, et comme se parlant à lui-même : « Mon Dieu ! comme cette jambe » est amaigrie; quelle différence avec l'au-» tre ! » Ai-je besoin d'ajouter que tout ce que disait le somnambule était rigoureusement vrai, rigoureusement exact? Un autre jour, une personne étrangère lui apporte un rapport d'un malade qui l'a déjà consulté bien des fois : « Il souffre davantage, s'écrie-t-il, mais » il n'y a là rien d'étonnant, car il se préoc-» cupe beaucoup trop d'une perte d'argent » qu'il vient de faire. » Le lendemain de la consultation, la personne qui s'était chargée du rapport rentre chez elle; le malade vient demander le soir ce que le somnambule a dit; on lui pose alors la question de savoir si, en effet, il a fait une perte d'argent, et il répond affirmativement à cette question. La personne qui avait remis le rapport demeure à trente kilomètres de Bordeaux, le malade à trente-cinq, et tous les deux sont incapables d'un mensonge.

En 1857, une personne, que je ne veux pas nommer, se présente chez M. le docteur Girard; elle tient dans ses mains une chaussette de coton; le somnambule est endormi, et le rapport magnétique établi, il déclare : « 1° que la consultante est atteinte d'une ma- » ladie intérieure; 2° qu'elle est obsédée d'une » idée fixe, qui simule un commencement de » monomanie; 5° enfin, qu'elle est sujette à » des accès d'hystérie et qu'elle en éprouvera » un le lendemain; » puis il ajoute qu'elle peut guérir avec du temps et des soins, et il indique un traitement convenable pour arriver à ce résultat. La guérison a eu lieu.

Un fils ignore où est sa mère, qui est partie un beau matin sans lui rien dire, lui laissant deux petits frères sur les bras. Il faut les nourrir et pourvoir à tous leurs besoins. Qu'importe! le noble enfant ne reculera pas

devant une pareille tâche; il l'accomplira
avec le courage et l'abnégation d'un chré-
tien. Un an, deux ans, trois ans se passent,
la mère ne revient pas; le laborieux enfant
vient trouver le somnambule et lui met entre les mains une paire de bretelles brodées
par elle avant son départ. Le somnambule
se recueille un instant et affirme « que la fu-
» gitive est partie avec un homme qu'il lui
» désigne, que le jeune homme connaît bien, et
» dont la disparition du domicile conjugal
» a, en effet, coïncidé avec celle de sa mère.
» Ils sont allés d'abord à Châteauroux mon-
» ter un petit magasin d'épiceries, puis de là
» à Niort, puis à Carcassonne, puis enfin à la
» Nouvelle-Orléans, où ils se trouvent dans
» le moment, et où ils sont en train de faire
» fortune.» Le jeune homme revient chez lui,
fait prendre des informations dans ces différentes localités, et acquiert la certitude
que tout s'est réellement passé ainsi que l'a
dit le somnambule.

Une femme a caché une somme de 100 fr.
sur le ciel de son lit, dans un petit sac de
toile grise. Un beau jour elle trouve à dire

20 francs sur cette somme. Vite, elle court au somnambule, qui lui dit « de ne pas s'in-
» quiéter, que la personne qui lui a pris cette
» somme est son fils, lequel n'a pas eu l'in-
» tention de la voler, et qu'il la remettra à la
» même place à la fin du mois. » A l'époque indiquée, la somme entière se retrouvait, en effet, intacte dans le petit sac de toile grise. C'est assez dire que l'événement avait confirmé les prévisions du somnambule.

Je dis *prévisions*, Monsieur, et j'insiste sur ce mot, car le somnambule ne devine pas, il ne possède pas le don de divination; ce n'est ni un sorcier, ni un prophète, ni même un possédé du démon, n'en déplaise à MM. de Mirville et du Potet; il voit, il pressent, il perçoit les sensations, les impressions d'autrui, il se les approprie, il les fait siennes, voilà tout. M. le baron du Potet a certainement fait beaucoup pour le magné-tisme; le souvenir de ses luttes, de ses glorieux et constants efforts, est gravé dans tous les cœurs des adeptes de cette science encore au berceau; mais il s'est complétement fourvoyé, le jour où il a voulu transformer les somnambules en des esprits de Python, et montrer les nombreux et fervents soutiens de cette doctrine comme des hommes adonnés aux sortiléges et aux folies démoniaques d'un autre âge. M. du Potet est un homme sérieux, un savant; pourquoi se livre-t-il si chaleureusement à la pratique du magnétisme, s'il y trouve quoi que ce soit qui, de près ou de loin, lui semble entaché de surnaturel? On peut vouloir s'occuper d'une science; il ne conviendrait pas à des esprits religieux et sensés de se faire des suppôts de Satan et de servir de compère à des *puissances occultes.*

Croyez-vous, par exemple, que M. le docteur Jules Cloquet, professeur à la Faculté de Paris, membre de l'Académie, m'eût écrit la lettre suivante s'il eût pensé que le magnétisme ne fût pas une science sérieuse, digne d'occuper les veilles des hommes instruits et adonnés aux études psychologiques et physiologiques :

Paris, 30 novembre 1858.

Monsieur,

« Vous saurez, en réponse à votre inter-

pellation, que j'admets l'existence des phénomènes magnétiques et somnambuliques
d'après les faits que j'ai été à même d'observer avec une scrupuleuse attention. Malheureusement, ce sujet, qui ne devrait occuper que les médecins et les physiologistes,
a été accaparé par les charlatans de toute
espèce. Il faut même une sorte de courage à
un médecin pour soutenir l'existence du magnétisme, tant la tourbe des imposteurs qui
s'en servent et le plus souvent le simulent pour
exploiter le vulgaire, est justement méprisée
et honnie; et vous savez, Monsieur, que le
vulgaire se rencontre à tous les étages de la
société.

» Recevez l'assurance de ma considération,

» Jules CLOQUET. »

J'ai parlé tout à l'heure, Monsieur, de la
prévision somnambulique ; elle n'a rien,
absolument rien de surnaturel. Entre la faculté de prévoir et celle de deviner, il y a un
abîme, et je ne suppose pas qu'un homme
sensé soit d'humeur à les confondre. Selon

moi, la prévision est presque un pressentiment ; or, vous trouverez des milliers de personnes dans le monde, même parmi vos connaissances, qui vous affirmeront qu'il ne leur
survient jamais rien de sérieux, rien de grave,
rien enfin de susceptible de marquer dans
leur existence, sans qu'elles en soient en quelque sorte averties par des pressentiments
plus ou moins tristes, plus ou moins lugu-
bres, plus ou moins fréquemment renou-
velés. Voici ce que je pense à cet égard : le
somnambule connaît les faits, les coordonne,
les compare, les analyse, les éclaire du
flambeau de son intelligence, puis il finit par
conclure de ces faits à l'accomplissement des
faits ultérieurs qu'il suppose devoir arriver ;
et c'est là ce que j'appelle prévision. De l'ensemble de présomptions, de suppositions,
de conjectures, ne sommes-nous pas nous-
mêmes amenés chaque jour à prévoir des
événements qui surviennent réellement et
dont notre raison avait admis la probabilité
avant qu'ils fussent passés à l'état de faits
accomplis? Le somnambule ne fait pas autrement que nous, mais il le fait avec sa

clairvoyance merveilleuse, et cette clairvoyance est pour lui comme le rayon de so-
leil qui éclaire sa marche dans les ténèbres
de la nuit. Il n'y a pas là de divination; la
divination proprement dite, la divination pure
et simple, ne reposant sur aucune donnée,
sur aucune base sérieuse, sur aucun élément
antérieur, serait un fait surnaturel, en dehors
du domaine circonscrit de la science, auquel
la raison se refuse à croire et que la foi chré-
tienne ne peut admettre. Mon raisonnement
sera rendu plus sensible par un exemple :
Un jeune homme aime une jeune personne ;
ses parents s'opposent au mariage. Celle-ci
consulte un somnambule, lequel *voit si l'affection de l'amant est assez profonde, assez
sérieuse, assez dévouée pour braver tous les
obstacles et lui faire contracter, à un moment
donné, l'union projetée.* Voilà la prévision, la
prévision du raisonnement, émanant de la
connaissance des sentiments d'affection du
jeune homme pour la jeune fille. Est-ce là de
la divination, de la magie? est-ce là du sorti-
lége ?

Si les facultés somnambuliques avaient

leur source ou leur origine dans ce qu'on
appelle le surnaturel ; si elles émanaient,
ainsi que quelques écrivains qui ne se sont
pas bien rendu compte des phénomènes de
la lucidité ont eu l'air de l'insinuer, de l'intervention des puissances occultes dans l'intelligence du somnambule et offraient quelques traits, même éloignés, de ressemblance
avec la magie, nul doute qu'elles offense-
raient la religion, et que les hommes bien
pensants et bien intentionnés répugneraient
à s'en servir. Heureusement, rien n'est moins
démontré qu'une pareille supposition, et
M. le marquis de Mirville a été mal inspiré
de combattre d'estoc et de taille, comme un
preux chevalier des croisades, pour répandre
des erreurs inadmissibles, indignes d'une
réfutation sérieuse. S'efforcer d'établir entre
les phénomènes de la lucidité somnambulique
et celui des tables tournantes et parlantes,
des *médiums*, la moindre connexion, le
moindre trait de ressemblance ou d'analogie,
c'est faire preuve ou d'un regrettable retour
aux idées superstitieuses des siècles passés,
ou tomber dans une étrange confusion des

faits et une erreur inexcusable. N'en déplaise à MM. de Mirville et du Potet, la science magnétique ne mérite

Ni cet excès d'honneur, ni cette indignité ;

elle est purement humaine, et les merveilles du miroir magique lui-même ne sortent pas de l'ordre des faits de la simple biologie et du magnétisme humain.

Nous revenons à M. Calixte Renaud. Sa lucidité égale, si même elle ne la surpasse, celle d'Alexis, pour tous les phénomènes qui se rattachent aux *vues à distance, aux prévisions, aux vols ;* mais il lui est infiniment supérieur en ce qui concerne le diagnostic et le traitement des maladies Son coup d'œil est beaucoup plus sûr ; il possède mieux sa matière médicale ; plus d'un médecin envierait la clarté et la précision de ses formules. Et ne croyez pas que ce soit la pensée de son magnétiseur, médecin instruit, du reste, qui se reflète dans son cerveau ; non, car si vous le magnétisez vous-même, le résultat est toujours le même ; son diagnostic est aussi sûr, sa médication aussi rationnelle.

7.

Du reste, pour vous convaincre de la supé-
riorité de sa lucidité sur ce point, je vous
donne ici les noms et les adresses de quelques malades guéris par ses soins; par un
motif facile à comprendre, je n'indique pas
les numéros, mais M. Calixte, rue Cou-
turier, n° 10, à Bordeaux, ne refuserait
certainement pas de les faire connaître aux
personnes qui lui en témoigneraient le désir.

Mᵐᵉ Courbin, à Mios.

M. Milhac, à Quinsac.

M. Mabille, à Quinsac.

M. Videau fils, boulanger, à Bordeaux.

Mᵐᵉ Bergès, femme de l'entrepreneur, à Cambes.

Mᵐᵉ Guérin, à Bordeaux.

Mˡˡᵉ Francia, id.

M. Bardèche, à Bordeaux, rue Saint-Jâmes.

Mᵐᵉ Germon et ses filles, à La Bastide.

M Dalbavie, à Bordeaux, chemin de Bayonne

M. Landard, horloger, à Bordeaux.

Mᵐᵉ Sauvignon, rue Bouquière.

M. Brun, à Belin.

M. Wilmouth, à Villenave.

M. Lacan, à Bordeaux.

Mᵐᵉ Cerisot, à Talence.

M Barbou, à Ivrac.

Mˡˡᵉ Monset, place Sainte-Colombe, à Bordeaux

M. Bonnin, fondeur, à Bordeaux.

M. Détant, propriétaire, à Bordeaux.

M. Guillemot, à Caudéran.

MM. Cremier, à la Souys, près Bordeaux.

M. Broussignac, à Port-Neuf, id.

Mme Davidson, rue Paulin, id.

M. Dupuy, porte-pique de l'église de Talence.

Mme Améline, épouse d'un capitaine de navire, à Bordeaux.

M. Soarès, chapelier, rue Leyteyre, à Bordeaux.

Mme Giscos, épouse du sacristain de l'église de Talence.

M. Cornet, homme d'affaires du consul d'Espagne, à Talence.

M. Bussereau, instituteur à Bruges.

Mme Labeyrie, bouchère, à Bordeaux, rue Saint-François.

Mme Donat, bouchère, rue des Epiciers, à Bordeaux.

M. Bonefloux, quai des Chartrons.

Mme Constantin, épouse du tailleur du Petit Séminaire.

Mme Guichard et M. Guichard père, rue de Lerme, à Bordeaux.

M. *** curé de Talence, en 1852.

M. Chéri Lolo, chapelier, rue de la Course, à Bordeaux.

Mme Schiep, épouse du ministre protestant.

M. Coster, négociant, rue Poyenne, aux Chartrons.

M. Léon Tarrier, épileptique.

Mlle Suzanne Besançon, de la colonie de Sainte-Foy.

M. l'abbé Perrès, à Toulouse.

M. Godet, propriétaire, à Mérignac.

M. Rabache, homme de lettres, rue Poyenne, à Bordeaux.

M. Charles Godin, employé supérieur du chemin de fer.

M. Bonneau, meunier, à Paillet.

M. Rousseau, voilier, à Bordeaux.

M. Tilliac, de Sénac.

M. Page, boucher, rue Notre-Dame, à Bordeaux.

M. et Mme Dubos, épiciers, place Saint-Julien, à Bordeaux.

M. Plaudine, homme d'affaires, à Bordeaux.

Mme Monferrand, boulangère, id.

M. Faux, maître gabarrier à Port-Neuf, près Bordeaux.

M. Gallot, menuisier, rue de la Trésorerie.

M. Mainc, ancien magistrat, à Fontenay.

Si, maintenant, des succès obtenus dans le traitement des maladies, nous passons, Monsieur, aux phénomènes qu'on obtient ordinairement du somnambulisme, notre étonnement ira croissant. Mais avant de satisfaire à cet égard votre légitime curiosité, laissez-moi vous transcrire deux lettres, qui ne demandent pas mieux que de se montrer au grand jour de la publicité pour corroborer mes assertions.

Bordeaux, 20 novembre 1858.

« Monsieur,

» J'apprends que vous préparez une brochure sur le magnétisme et sur deux somnambules célèbres, Alexis et Calixte ; si mon témoignage pouvait vous être de quelque utilité relativement à la clairvoyance médicale de ce dernier, je vous dirais que M. Calixte, depuis plus de dix ans, a donné ses soins à tous les membres de ma famille, dans des maladies contre lesquelles les ressources de la médecine ordinaire avaient été impuissantes, et que nous nous en sommes bien trouvés.

» J'ai bien l'honneur de vous saluer,

» Bonnin jeune,
» *Fondeur en métaux, quai de Bacalan, 115.* »

« Camblannes, le 7 novembre 1858.

» Messieurs Calixte et Girard,

» La santé de mon épouse est assez bonne. Veuillez croire à ma profonde reconnaissance. Je n'oublierai jamais le service que vous m'avez rendu.

» Votre dévoué,

» Broussignac. »

Mais en voilà assez sur cette question, qui

me paraît suffisamment élucidée Il me reste
à vous entretenir de la lucidité de M. Calixte
Renaud pour ce qui est plus habituellement
du ressort de la vision somnambulique; je
cède la parole à M. Ch. Godin, qui s'en ac-
quittera beaucoup mieux que moi.

« Bordeaux, le 2 décembre 1858.

» Monsieur,

» Je suis informé, par un docteur de votre
connaissance, que vous êtes à la veille de
publier une brochure sur le magnétisme, et
notamment sur les phénomènes extraordinaires obtenus par les somnambules Calixte
et Alexis.

» Permettez-moi donc, Monsieur, de saisir
cette occasion avec empressement, d'abord
pour vous féliciter de votre excellente idée
en propageant une doctrine presque ignorée
de nos jours, et puis ensuite pour vous
adresser quelques notes relatives à divers
phénomènes que j'ai obtenus moi-même avec
le concours du somnambule Calixte, qui m'a
toujours étonné par sa lucité.

» Je ne vous entretiendrai pas de tous les faits extraordinaires dont j'ai été témoin depuis douze ans que je m'occupe du magnétisme; ce serait pour moi un travail immense, et j'avoue que je ne me sens pas le courage de l'entreprendre.

» Permettez-moi donc, Monsieur, de ne vous entretenir que de quelques expériences qui ont le plus frappé mon imagination, et qui sont, je crois, de nature à étonner les adeptes les plus fervents en magnétisme.

» Un jour que Mme Schiep, épouse d'un pasteur protestant de Bordeaux, qui avait été guérie d'un anévrisme par les soins du somnambule Calixte, voulut, pour satisfaire sa curiosité, avoir des nouvelles de sa famille, elle se mit, à cet effet, en communication avec lui et lui demanda s'il désirerait faire un voyage en pays étranger. — Volontiers, lui dit le somnambule; — et aussitôt elle le dirigea mentalement dans un pays de l'Allemagne dont mes souvenirs n'ont pas conservé le nom. Ce fut alors que le somnambule entra dans une infinité de détails et fit la description la plus exacte du pays. Tous ces renseignements, donnés avec tant d'exactitude, frappèrent Mme Schiep du plus grand étonnement. Là ne devaient pas se borner ses investigations, son désir ardent étant d'obtenir des nouvelles de sa famille. Elle en obtint, en effet, mais malheureusement moins satisfaisantes qu'elle ne le désirait, car à peine le somnambule était-il entré dans l'appartement habité par le père de l'interlocutrice, qu'il manifesta une grande émotion. A ce sujet, il lui fut adressé diverses questions, auxquelles il ne voulait pas répondre, conservant le mutisme le plus absolu. Le magnétiseur usa alors de son influence, et voulut enfin en connaître la cause. Ce fut pour le somnambule un moment terrible de dissimulation; mais, cédant à une volonté dominatrice, il avoua que le père de la dame Schiep était dangereusement malade, après quoi, il demanda à être réveillé. Trois jours après cette expérience, qui est gravée dans ma mémoire comme si ce n'était que d'hier, la dame Schiep recevait de sa famille une lettre qui lui annonçait la mort de son père.

» Si je ne craignais de commettre une indis-

crétion, j'indiquerais, pour plus grand témoignage du fait extraordinaire que je viens
de citer, la présence de M. F....., courtier
maritime à Bordeaux, qui a entendu toutes
les interrogations qui furent adressées au
somnambule, ainsi que ses réponses.

Un autre jour que Calixte venait d'être
endormi pour donner une consultation à
M. Landar, horloger, rue Notre-Dame, à
Bordeaux, qui suivait un traitement avec lui,
il lui fut présenté une personne étrangère
qui n'était à Bordeaux que depuis une heure
seulement. Cette personne lui présenta un
petit paquet; mais à peine fut-il entre ses
mains, qu'il le jeta à terre et parut effrayé
(ce paquet contenait une chemise ensanglan-
tée, recouverte de deux serviettes et un fou-
lard). Ce fut alors qu'il fit des révélations
extraordinaires; il raconta, avec tous les détails les plus minutieux, ce qui avait provo-
qué la mort de celui à qui avait appartenu la
chemise. Il désigna l'heure, le jour et le lieu
du crime. Comme cette séance était de nature à surexciter le somnambule, on le réveilla immédiatement après.

» Il y a un mois à peine, qu'un nombre assez considérable de personnes m'avaient té-
moigné le désir d'assister à quelqu'une de
mes expériences magnétiques ; je me rendis
immédiatement à leurs désirs ; j'en étais d'autant plus content, que peu de jours avant
j'avais eu une discussion avec quelques charlatans s'intitulant professeurs de magnétisme,
Comme il s'agissait de prouver par des faits
matériels, j'organisai donc, à cet effet, avec
le concours de Calixte, une soirée où assistaient cent vingt invités, et la plupart d'entre
eux étaient animés d'un sentiment peu sympathique au magnétisme. Avant de commencer mes expériences, je fis connaître le programme de ma séance, et les priai instam-
ment de vouloir bien me faire part des doutes qui pouvaient se manifester pendant le
cours de mes expériences, voulant que chacun fût parfaitement convaincu de l'existence
du magnétisme et de ses effets. Je commen-
çai ma première expérience par *les varia-
tions des battements du cœur.* Plusieurs personnes vinrent, montre en main, constater
l'état du somnambule. Après examen, il fut

reconnu que le cœur avait 66 mouvements par minute. Je demandai aux personnes qui contrôlaient ce phénomène, si elles désiraient que les battements du cœur augmentassent ou diminuassent ; on fut pour l'augmentation : en moins de vingt secondes, le cœur avait atteint 90 battements par minute ; je les augmentai insensiblement jusqu'à 150, et enfin, au· gré des observateurs, je les réduisis à 50 battements par minute, presqu'à l'insensibilité.

» Ma seconde expérience fut la *catalepsie.* En quelques secondes, le somnambule avait les quatre membres (soit les deux jambes et les deux bras) en état cataleptique. J'invitai plusieurs personnes douées d'une grande force physique d'examiner le sujet ; elles essayèrent également de lui faire ployer les bras : pas une d'elles ne put obtenir la moindre élasticité. Je terminai l'expérience en décataleptisant les membres les uns après les autres, *par la volonté seulement,* et éloigné du somnambule de quinze pas au moins ; mais avant, et pour donner une preuve de la communication de pensée qui existe entre

le magnétiseur et le somnambule, je me fis
donner par écrit les membres par lesquels
je devais commencer. Tout réussit avec une
ponctualité qui étonna l'auditoire.

» Je continuai ma troisième expérience
par diverses consultations qui réussirent avec
succès. Au nombre des personnes qui vinrent
consulter le somnambule était une jeune
femme porteur d'un gilet de flanelle appar-
tenant à une personne absente de la séance;
aussitôt que ce gilet fut remis au somnambule, il fit une quantité de contorsions peu
habituelles. Je le calmai par quelques passes
magnétiques, après quoi il déclara que la
personne à qui appartenait le gilet était in-
curable, parce qu'il y avait chez elle, non-
seulement de la folie, mais aussi de l'idio-
tisme. J'oubliais de dire qu'avant de donner
ces renseignements, le somnambule avait
décrit d'une manière très-exacte l'appartement spécial qu'habitait la personne malade.
A cette même séance, vingt personnes au
moins le consultèrent pour diverses affections; à chacune d'elles, il décrivit leurs
maladies, les causes qui les avaient produites;

et enfin le temps nécessaire pour obtenir la guérison.

» Ma quatrième expérience fut la *vue mal-gré l'occlusion des yeux*. Je tenais à prouver par des faits matériels que les sens habituels se trouvent non-seulement modifiés par le sommeil magnétique, mais que souvent aussi ils ne sont d'aucune ressource pour le somnambule; et pour preuve authentique, je fis calfeutrer par les auditeurs les yeux du somnambule avec deux énormes tampons de ouate et une serviette par dessus, après quoi je me retirai dans la pièce voisine, laissant les auditeurs seuls en rapport avec le sujet, qui les étonna par sa lucidité. Cependant, malgré tous les soins qu'ils avaient pris pour s'assurer qu'il lui était matériellement impossible d'y voir par la vue habituelle, plusieurs personnes lui proposèrent de jouer aux cartes, ce qu'il accepta avec d'autant plus de joie, que c'est sa passion favorite chaque fois qu'il est en état de somnambulisme. A diverses reprises, on voulut le tromper; mais il n'y eut pas possibilité; toutes les combinaisons échouèrent, et en revanche il annonçait le jeu de ses adversaires et les cartes qui restaient au talon. Une quantité de lettres, cartes de visites et ouvrages littéraires lui furent également présentés : tout fut lu par lui avec beaucoup plus de facilité qu'il ne l'eût fait en état de veille. On déposa ensuite une quantité d'objets divers sur une table, après quoi il les rapporta fidèlement aux personnes à qui ils appartenaient, sans commettre la plus petite erreur. On me donna alors une pièce de monnaie, que je magnétisai et qui fut mélangée parmi une trentaine d'autres ; on les présenta ensuite au somnambule, qui la trouva immédiatement.

» Après la pièce magnétisée, je terminai cette séance par la *transmission de la pensée sans le concours du magnétiseur*. Je tenais à prouver une fois de plus jusqu'où allait la puissance du magnétisme et la lucidité de mon sujet. Si, jusqu'à ce moment, quelques personnes avaient encore conservé quelques doutes, malgré les nombreuses expériences qui avaient été soumises à leur contrôle, c'était le moment et le seul moyen, je crois, de les dissiper et de confondre en même temps

les gens de mauvaise foi. J'invitai à cet effet
tous les spectateurs à se mettre en communication directe avec le sujet, et d'expéri-
menter à leur gré. Plusieurs d'entre eux lui
remirent des fleurs, et ordonnèrent *menta-*
lement qu'elles fussent portées à des personnes indiquées par eux (dans la salle, bien
entendu). Ces expériences réussirent parfaitement et valurent au somnambule une série
d'applaudissements qu'il n'entendit pas. —
M. Chantal, négociant à Bordeaux, lui demanda où il avait été depuis huit heures jusqu'à dix heures. — Sur un navire de la rade,
lui répondit aussitôt le somnambule. —
Mme Maydieu lui demanda à quoi elle avait
employé sa matinée. Le somnambule cher-
cha un instant, après quoi il lui répondit
qu'elle avait, avec l'aide de son jardinier,
planté des renoncules. — Enfin, diverses autres expériences furent exécutées avec un
immense succès. Le somnambule me parais-
sant fatigué, je le réveillai, et pendant une
demi-heure au moins il fut l'objet des félici-
tations sans nombre qui lui furent adressées
par l'auditoire satisfait.

» Voilà, Monsieur, aussi succinctement que possible, les quelques notes que je me suis permis de vous adresser par cet affreux bar-bouillage, que je vous prie d'excuser, vu le peu de temps dont j'ai à disposer Si, pour la publicité de votre ouvrage, elles vous sont nécessaires, je vous autorise à les reproduire.

» Il arrivera sans doute que quelques uns de vos lecteurs mettront en doute une partie des faits précités par moi En ce cas, et pour éviter de leur part tout commentaire injuste, je les invite à m'en faire part, et m'engage, avec le concours du somnambule Calixte, à leur prouver l'existence de tous les phéno-mènes publiés par moi depuis douze années que je m'occupe de magnétisme.

» Veuillez agréer, etc.

» Ch. GODIN,

» *Agent commercial du Chemin de fer*
d'Orléans, 49, place des Capucins,
à Bordeaux. »

Tout le monde connaît M. Ch. Godin à Bordeaux. C'est un homme intelligent, plein de cœur et de dévouement pour ses amis.

On le croira sur parole; et, d'ailleurs, la plupart des faits qu'il raconte ont eu pour témoins un grand nombre de ses connaissances, qui confirmeraient, au besoin, ses assertions.

Certes, la période d'incubation est depuis longtemps passée pour le magnétisme, Monsieur; il n'est plus aujourd'hui frappé d'ostracisme, et, grâces au ciel, nous sommes entrés à pleines voiles dans celle du mouvement et de la lutte. Si j'ai été assez heureux pour porter la conviction dans votre esprit, je ne vous demande en retour que de travailler avec zèle et ardeur à l'extension et à la diffusion de la vérité magnétique, de cette vérité dont le P. Lacordaire a dit du haut de la chaire de Notre-Dame : « Le somnambulisme appartient à l'ordre prophétique. »

J'aborderai une autre phase de la question dans ma troisième et dernière lettre.

Tout à vous.

TROISIÈME LETTRE.

« MONSIEUR,

» Qui expliquera les phénomènes si complexes, si variés, et, il faut le dire aussi, si extraordinaires, du somnambulisme magnétique? Qui nous donnera la clé de cet étrange état de l'âme, où la clairvoyance somnambulique, surexcitée par la sensibilité du sujet et une puissance d'intuition vraiment merveilleuse, étonne et confond la raison même? Quel peut être cet agent mystérieux, invisible aux yeux du corps, impalpable et impondérable à nos sens, qui pénètre dans les pores du magnétisé, le soumet à une volonté étrangère, et développe en lui, si du moins il y est prédisposé par son organisation même, des facultés nouvelles et spéciales? De toutes les explications plus ou moins probantes, plus ou moins rationnelles, qui ont été successivement fournies par les savants de tous

les temps ét de tous les pays, sur la réalité
des phénomènes magnétiques et des causes
auxquelles il convient de les attribuer, une
seule m'a paru plausible et acceptable : c'est
que le fluide magnétique est un agent purement nerveux, ayant avec l'électricité des
affinités mystérieuses, en possédant presque
les propriétés, et pouvant, à un moment donné,
par le seul effort d'une volonté énergique et
intelligente, se transmettre du lieu où il est
sécrété à tous les points de l'organisme. Or,
le lieu où il est sécrété est évidemment le
cerveau, foyer où tout ce qui est explosible
et intelligent prend sa source, même cette
substance inconnue dont la propriété prin-
cipale est de recevoir le *vouloir* et le *sentir*,
pour les faire circuler dans tous les nerfs,
dans toutes les ramifications de l'être physique,
nerfs du mouvement et du sentiment. Dans
l'état actuel de la science, l'existence de cette
substance ne peut être révoquée en doute,
et sa circulation à travers les rameaux nerveux paraît suffisamment démontrée, notamment par les travaux de M. Bogros, anato-
miste distingué, qui est parvenu à injecter la

plupart des nerfs avec du mercure. Qui
ignore, de nos jours, qu'il suffit de détruire
les nerfs du sentiment pour donner lieu à
l'insensibilité la plus absolue? Qui ne sait
que plusieurs animaux ont la propriété de
sécréter, dans un appareil destiné à cet usage,
une sorte de fluide électrique dont ils se servent parfois pour provoquer de fortes commotions, lesquelles commotions sont souvent
assez violentes pour tuer, étourdir ou paralyser momentanément d'autres animaux?
N'éprouve-t-on pas, lorsqu'on se met en
contact avec une torpille, un engourdissement
causé par le dégagement du fluide?

Des explications dans lesquelles je viens
d'entrer, il résulterait que le fluide magnétique proprement dit aurait son point de départ dans le cerveau; mais, que cette hypo-
thèse soit ou non admise, l'existence d'un
agent particulier n'en est pas moins démontrée et acquise à la science de la manière la
plus irrécusable. Quand des effets nombreux
et positifs se montrent chaque jour à l'observation, au milieu des phénomènes les plus
insolites, il peut bien y avoir des divergences

d'opinion sur la cause qui les produit ; mais
on ne peut nier du moins l'existence d'une
cause quelconque, puisqu'il est reconnu et
admis depuis longtemps qu'il ne peut y avoir
d'effets sans causes. Or, les effets de l'agent
magnétique sont trop connus, trop évidents,
trop palpables ; ils se renouvellent trop souvent aux yeux des hommes sérieux, soit par
le fait de la provocation au sommeil magnétique au moyen des passes, soit par les gué-
risons obtenues par l'unique emploi de cet
agent au moyen de magnétisations répétées,
pour qu'il soit possible de fermer les yeux à
l'évidence. Les effets se produisant dans la
majorité des cas, la cause existe nécessaire-
ment, et cette cause inconnue, cachée, dont
aucune preuve matérielle ne peut révéler di-
rectement l'existence, cette cause, dis-je, des
phénomènes extraordinaires dont nous sommes les témoins, est le fluide magnétique.
Peu importe, après tout, qu'il soit sécrété
dans le cerveau ou ailleurs ; il existe, voilà
le point essentiel ; et non-seulement il existe
en nous, mais il se transmet au dehors.
Quand le magnétiseur et le magnétisé sont

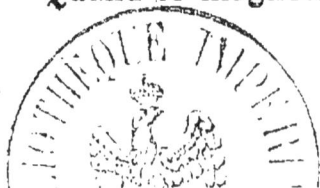

9

en présence, il y a deux atmosphères ner-
veuses d'abord distinctes, mais qui finissent
par s'unir, par se confondre, par ne former
qu'une seule atmosphère nerveuse, tant l'i-
dentification, l'absorption qu'exercent réci-
proquement les deux êtres l'un sur l'autre est
complète. A la vérité, c'est l'atmosphère nerveuse du magnétiseur qui domine, qui sub-
jugue celle du magnétisé ; mais il ne faut pas
conclure de là que ce dernier ne possède pas
son libre arbitre quand survient le phénomène de la lucidité somnambulique. Les écrivains et les physiologistes qui ont, et ils sont
nombreux, émis l'opinion que les pensées du
magnétisé ne sont que le reflet de celles du
magnétiseur, ont commis une erreur gros-
sière. Il peut bien y avoir, dans la commu-
nauté d'impressions et de sensations de tous
genres qui s'établit entre eux influence morale de l'un sur l'autre, et conséquemment
exercice d'une souveraineté intellectuelle du
magnétiseur sur le sujet ; mais cette influence
ne va jamais jusqu'à aliéner au profit du premier les admirables facultés de vision du
second. La preuve que mon observation est

exacte et rigoureusement déduite des faits,
c'est que le somnambule résiste parfois à la
volonté du magnétiste, s'emporte même contre lui, et pousse le sentiment de l'indépen-
dance jusqu'à faire acte de rébellion complète
contre l'imprudent qui veut trop complète-
ment l'asservir. Du reste, on pourrait tout
aussi bien prétendre que le cerveau du somnambule réfléchit comme un miroir les impressions de la première personne venue qui
se met en rapport avec lui ; cela serait certainement tout aussi vrai ; mais ni l'un ni
l'autre, et voilà sur quoi j'insiste principale-
ment, n'a la puissance d'annihiler, même
incomplétement, sa volonté. S'il en était autrement, le somnambule ne manquerait pas
de vous prescrire ce que vous désireriez qui
vous fût prescrit, et de vous passer toutes
vos fantaisies pour vous complaire ; tandis
que, au contraire, il lui arrive fréquemment,
soit de vous ordonner des remèdes que vous
auriez jugé nuisibles à votre santé, soit de
vous dire des choses et de vous affirmer des
événements auxquels votre raison se refuse
à croire et que le magnétiseur ignore. Ainsi,

9.

que la pensée d'autrui, magnétiste ou consultant, se reflète dans le cerveau du magnétisé,
c'est possible, c'est même évident jusqu'à un
certain point; mais elle ne l'influence pas.
Il a sa volonté *à lui*, que celle d'autrui laisse
subsister, qu'elle ne modifie pas, et qui s'in-
surge parfois contre celle du magnétiste,
preuve évidente qu'elle n'est pas dominée.

J'ai parlé tout à l'heure d'une substance
sécrétée dans le cerveau, qui pourrait bien
être le fluide magnétique. De quelque manière qu'on envisage ce fait, on ne saurait
contester que l'agent magnétique est mis en
mouvement par la volonté. Il n'y a là rien d'é-
tonnant, car cette volonté est nécessaire pour
l'accomplissement de presque tous les actes
de la vie matérielle proprement dite. Je veux
soulever un poids : la première condition
pour y parvenir, c'est d'en avoir la volonté;
car autrement, après un effort sans énergie,
mon bras retombera impuissant à côté de
moi, sans lui avoir imprimé le moindre
mouvement, la moindre secousse. Au contraire, si ma volonté est énergique, j'envoie
aux muscles de mon bras assez de force pour

accomplir l'acte qui est le but de mes efforts, et le poids est soulevé, pourvu qu'il n'y ait pas disproportion entre sa lourdeur réelle et ma force physique; car l'influence de cette volonté a des bornes, et si elle peut. par sa mollesse, m'empêcher de déployer toute ma vigueur, elle ne saurait faire de moi un Milon de Crotone évidemment. C'est là ce que j'appellerai la transmission de ma force de volonté morale à une force matérielle, physique et active. Et ce n'est pas seulement pour le mouvement à imprimer à un poids que la nécessité de cette volonté se manifeste, mais même pour remuer, pour changer de place le plus insignifiant objet. Pour l'accomplissement de tous ces actes, il faut envoyer des centres nerveux aux extrémités une portion du principe d'action en rapport avec la force musculaire à déployer, car sans cela cette portion pourrait être ou trop faible, et alors on n'atteindrait pas le but projeté, ou trop forte, et alors on dépenserait inutilement sa vigueur physique dans un effort exagéré, tout en accomplissant l'acte lui-même. Eh bien! le fluide magnétique est ainsi envoyé

des centres nerveux au dehors par le fait de
la volonté du magnétiste. Il pénètre dans les
tissus du magnétisé, il s'insinue dans ses organes, il les imprégne, il les sature de sa nature, de son principe, et c'est ainsi qu'il donne
lieu aux effets de la magnétisation et aux
phénomènes de la lucidité.

On m'objectera peut-être, Monsieur, que
tout cela n'est pas suffisamment démontré,
et qu'on doit positivement nier ce qu'on ne
saurait convenablement expliquer, à moins
de le reléguer dans le domaine du surnaturel
et de la magie. Mais alors, comment m'ex-
pliquerez-vous les phénomènes de la vie elle-
même, de l'attraction, de la calorification?
Dans quelles explications entrerez-vous pour
me faire comprendre la miraculeuse vitesse
de la lumière, qui parcourt quatre millions
de lieues par minute? Et ces astres, maintenus
dans l'espace, réchauffant et éclairant notre
globe de leurs rayons, à une distance in-
commensurable, me ferez-vous connaître
clairement, de manière à ne laisser subsister
aucun doute dans mon esprit, ce qui en règle
les révolutions et le cours? Me direz-vous

par quelle puissance d'attraction merveilleuse, par quel mécanisme admirable ils se soutiennent dans l'espace, sans aucune attache matérielle pour les maintenir? Et ces explications, ces hypothèses de Herschel, de Lamarck, de Thomson, sur la nature, les propriétés du calorique, les trouvez-vous parfaitement claires et précises? Tout cela est, tout cela existe; les phénomènes et les faits qui sont la conséquence de cette existence apparaissent à tous les yeux, se révèlent à tous les esprits; mais de là à en donner une explication convenable, il y a un abîme. Ne cherchons pas à le sonder. Inclinons-nous devant les mystères de la nature. De ce que nous ne pouvons pas donner le *pourquoi* et le *parce que* d'un fait, s'ensuit-il que nous devions le nier? La nature est infinie dans sa puissance; chaque jour peut apporter à la science des faits nouveaux dont la cause nous est inconnue dans son essence; ne perdons pas notre temps à essayer de poser des bornes à cette puissance mystérieuse, et efforçons-nous de rattacher les anneaux des connaissances nouvelles aux anciennes, sans nous laisser aller inconsidérément à les nier, uniquement parce que nous ne pouvons les rapetisser à la mesure de notre entendement. Croyons ou doutons, mais ne nions pas. Mieux vaut la crédulité qui encourage, que la négation qui détruit!

Tous les physiologistes et les psychologistes sont d'accord sur ce point, que le sommeil est l'un des actes les plus importants de la vie. Sans lui, l'homme, brisé par les fatigues, abattu par les déceptions, énervé par les excès, ne serait plus que l'ombre de la créature intelligente formée à l'image de Dieu. Aucune divergence d'opinion ne peut se manifester sur ce point. Dans le sommeil parfait, tel que je le comprends, du moins, la vie n'existe plus en quelque sorte, car je n'appelle pas sommeil parfait celui qui est traversé par des rêves, par de vagues réminiscences de l'état de veille. Le sommeil parfait laisse l'homme dans un état d'insensibilité absolue, d'anéantissement complet des sens, si rien ne vient, pendant sa durée, en modifier ou troubler le cours. C'est là, quoi qu'on ait pu dire ou penser, le sommeil réparateur par excellence. Pour l'homme réellement endormi, le monde n'existe plus, la création a disparu tout entière. Mais avant d'arriver là, combien l'état de transition qui y amène est digne de réflexion et d'étude! C'est d'abord une sorte de torpeur, d'engourdissement des sens qui s'empare de tout notre être et nous plonge dans une apathie indéfinissable, qui n'est pas sans charmes pour nous. Puis les objets perdent peu à peu de la netteté de leurs contours à nos regards; ils prennent des formes plus indécises et plus vagues. Une molle langueur, une nonchalence invincible président à nos moindres mouvements. Nos idées même perdent graduellement et à notre insu de leur netteté; aucune fixité, aucune attention n'est possible. Dans cet état qui précède le sommeil et qui en est en quelque sorte le prélude, si on nous adresse la parole, nous répondrons pour ainsi dire machinalement, sans sortir du vague des aspirations et des rêveries. Enfin, notre esprit s'alourdit de plus en plus, nos yeux se ferment malgré nous; puis, si quelque pensée importune vient alors nous assaillir, elle disparaît bientôt dans le chaos de notre intelligence appesantie. La respiration elle-même ne tarde pas à prendre part à ce phénomène ; elle se ralentit ainsi que la circulation, et le sommeil parfait s'établit, à moins que des rêves ne viennent en modifier la nature et y mêler les réminiscences de la veille ou les rêveries d'une imagination surexcitée. Quant au sommeil magnétique, voici ce qu'en a dit M. l'abbé Lacordaire :

« Oui, par une préparation divine contre
» l'orgueil du matérialisme, par une insulte
» à la science qui date du plus haut qu'on
» puisse remonter, Dieu a voulu qu'il y eût
» des forces irrégulières, irréductibles à des
» formes précises, presque incontestables par
» les procédés scientifiques. Il l'a voulu afin
» de montrer aux hommes tranquilles dans
» les ténèbres des sens qu'en dehors même
» de la religion il restait en nous des lueurs
» d'un ordre supérieur, des demi-jours ef-
» frayants sur le monde invisible, une sorte
» de cratère par où notre âme, un moment
» échappée aux liens terribles du corps, s'en-
» vole dans des espaces qu'elle ne peut son-

» der, dont elle ne rapporte aucune mémoire,
» mais qui l'avertissent assez que l'ordre pré-
» sent cache un ordre futur devant lequel le
» nôtre n'est que néant.

» Plongé dans un *sommeil factice*, l'homme
» voit à travers les corps opaques à certaines
» distances; il indique des remèdes propres
» à soulager et même à guérir les maladies
» du corps; il parait savoir des choses qu'il
» ne savait pas et qu'il oublie au moment du
» réveil; il exerce, par sa volonté, un grand
» empire sur ceux avec lesquels il entre en
» communication magnétique. »

Si l'âme — dans l'état de veille — est le
plus merveilleux problème posé par Dieu à
l'intelligence de l'homme; si cet admirable
rayon de la divinité nous apparaît ici-bas
comme le météore et le phare précurseur
d'une autre vie, que dirons-nous des facultés
merveilleuses qu'elle revêt dans le sommeil
magnétique? On m'objectera peut-être que le
sommeil, quel qu'il soit, même le sommeil
factice, lui enlève ses plus brillantes attribu-
tions, en la privant de la faculté de pouvoir
se diriger, de se commander à elle-même;

mais l'objection ne me paraît pas valable,
car dans le sommeil magnétique l'âme est
parfaitement maîtresse d'elle-même. Elle sait
ce qu'elle fait et ce qu'elle veut ; elle n'est pas
le jouet des illusions et des rêves ; si bien que
les somnambules font en général preuve
d'une plus grande rectitude de jugement dans
leur sommeil que les autres hommes dans
l'état de veille. Elle se possède mieux , elle
se pose à elle-même des limites plus précises ; elle ne se laisse pas emporter au-delà
des bornes de la sagesse et de la raison, ni
subjuguer par des passions dégradantes.
Transportée dans un monde nouveau pour
elle, elle s'examine, se recueille, et nous
donne le spectacle consolant de la certitude
d'une autre vie par la majesté souveraine et
les facultés merveilleuses dont elle se revêt
passagèrement dans celui-ci.

Les partisans du surnaturel, ainsi que je
l'ai déjà expliqué tout à l'heure, ont voulu voir
dans les faits somnambuliques l'intervention
de puissances occultes et mystérieuses, esprits
ou démons d'un ordre inférieur, sous le pré-
texte, assez plausible en apparence, que tout

ce qui ne peut recevoir une explication naturelle doit être réputé surnaturel et avoir
une origine de cette nature. La question,
question grave en effet, a même été, — à ce
qu'il paraît, — portée devant la Cour de
Rome, qui, fidèle à sa prudence séculaire et
à sa haute et providentielle sagesse, n'y a
donné aucune solution, laissant à chacun, à
cet égard, la pleine souveraineté de son libre
arbitre. Nul doute que si la connaissance et
l'examen des faits qui se rattachent aux phénomènes somnambuliques étaient de nature
à donner gain de cause aux partisans du surnaturel, il appartiendrait au Souverain Pon-
tife d'intervenir et d'imprimer aux consciences
une direction nouvelle ; mais rien de semblable n'est à craindre, tant qu'on restera dans
la vérité des faits ; et de ce qu'on ne peut pas
donner de ces étranges et mystérieux éclairs
de clairvoyance de l'àme humaine une explication aussi simple et aussi naturelle qu'on
le voudrait, il ne s'ensuit pas qu'on doive en
conclure qu'ils ont une origine surnaturelle.
Quant à nous, qui ne pensons pas que les
savants nous aient encore convenablement

et clairement expliqué ce que c'est que le CALORIQUE, et qui ne voyons dans le fait de la vision somnambulique que l'exagération de la sensibilité, développée· et accrue par les pratiques de la magnétisation, et l'extension en quelque sorte insolite des facultés de pré·vision et d'intuition, nous croyons sincèrement, avec une foule de bons esprits de l'époque, que ces facultés extraordinaires, produites et provoquées par la magnétisation dans des organisations spéciales, magnétisation dont la puissance a son principe dans les centres nerveux, d'où émane le fluide qui leur donne naissance en se transmettant par le fait de la volonté à la périphérie du magnétiste, que ces facultés extraordinaires, disons-nous, sont un DON de la Providence fait à QUELQUES-UNS pour le *bien de tous!*

Arrivé au terme de ma tâche, Monsieur, je me résume et je dis :

1° J'ai démontré la réalité des phénomènes magnétiques par les témoignages des plus éminents penseurs de l'époque, des écrivains les plus illustres, des savants les plus renommés ; je l'ai aussi démontrée par des faits, ainsi que la différence essentielle du sommeil normal et du sommeil factice.

2° J'ai démontré l'existence d'un fluide nerveux produisant ces phénomènes dans le plus grand nombre des cas, et n'échouant que lorsque l'agent employé pour les produire se trouve en présence d'une organisation réfractaire à son influence ou peu disposée à le recevoir avec une passivité complète.

3° J'ai démontré que M. Calixte Renaud est de tous les somnambules connus, sans en excepter même Alexis (¹), le plus apte à diagnostiquer et traiter les maladies, et

(¹) Pour ma part, de tous les phénomènes qui se produisent dans l'état de sommeil magnétique, je n'en connais aucun de plus extraordinaire, de plus caractéristique que celui qui consiste à accélérer ou à ralentir les pulsations du pouls du sujet. Évidemment, il ne peut y avoir dans un pareil fait aucune entente, aucun compérage, aucun concert préalable; convenez de tout ce que vous voudrez et avec qui vous voudrez, entendez-vous, concertez-vous, je vous mets au défi de ralentir ou d'activer les pulsations du pouls de quelqu'un. Eh bien! que le magnétiste veuille fermement: le pouls descendra de 60 pulsations à 35 et se relèvera de 35 à 75. Une montre à la main, on pourra vérifier, en fixant les yeux sur l'aiguille des minutes et en comptant les pulsations, l'exactitude du fait. Or, il n'y a pas là de simulation et de supercherie possibles.

le plus admirablement lucide dans tous les cas.

Ma tâche est remplie. A vous de cœur (1).

(1) Les somnambules ne guérissent pas tous les maux ; il en est même qui diagnostiquent fort mal. M. Calixte Renaud, de Bordeaux, et Mlle de Lafontaine, de Paris, sont ceux qui ont, dans tous les cas, le diagnostic le plus exact et le plus sûr, car Alexis ne peut leur être comparé sous ce rapport. Il est vrai qu'il est d'une lucidité remarquable pour tout ce qui concerne les *vues à distance, les disparitions d'objets*, etc., etc.; mais le somnambule bordelais est également tout aussi extraordinaire à ce point de vue, et il lui est, à coup sûr, supérieur dans le traitement des maladies. Mme Dupuch, rue Ste-Catherine, est également douée d'une remarquable lucidité, mais à un moindre degré cependant.

Il faudrait que chaque consultant se pénétrât bien de cette vérité que ce n'est quelquefois qu'à la deuxième consultation que le mélange du fluide du malade avec celui du somnambule est assez intime pour que la lucidité se développe dans toute son admirable netteté. Du reste, les prévisions du somnambule pour la durée du traitement n'ont rien d'absolu ; elles peuvent être successivement modifiées par des circonstances nouvelles et des complications imprévues.

Nota. — Je me suis servi parfois dans ce volume d'expressions qu'on ne rencontre pas dans le dictionnaire ; ces expressions sont consacrées par l'usage dans les ouvrages qui traitent du magnétisme, et cette naturalisation en vaut bien une autre.

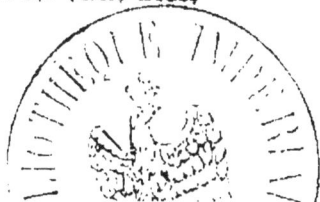

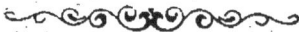

www.ingramcontent.com/pod-product-compliance
Lightning Source LLC
Chambersburg PA
CBHW032324210326
41519CB00058B/5555